Thomas Franke

Das Mädchen, das nicht verschwinden wollte

Über den Autor

Thomas Franke ist Sozialpädagoge und bei einem Träger für Menschen mit Behinderung tätig. Als leidenschaftlicher Geschichtenschreiber ist er nebenberuflich Autor von Büchern. Er lebt mit seiner Familie in Berlin.

Mehr über den Autor: www.thomasfranke.net

Thomas Franke

Das **Mädchen,** das nicht **verschwinden** wollte

Roman

GerthMedien

Inhalt

Schuhlöffel und Pflegeengel

Morgenlicht flutete die Dachterrasse und zeichnete den scharfen Schatten eines ungenutzten Blumenkübels auf die rötlichen Bangkirai-Dielen. In den Kästen auf der Balkonbrüstung wucherte Löwenzahn. Eine winzige Blaumeise hüpfte von Kasten zu Kasten und suchte nach etwas Essbarem.

Miriam stand am bodentiefen Fenster ihres Wohnzimmers und ließ den Blick über die verwahrloste Terrasse schweifen, während sie an ihrem Cappuccino nippte. Vor gut zwei Jahren war sie hier eingezogen. Sie hatte Blumenzwiebeln gekauft, es aber noch nicht geschafft, sie einzupflanzen. Noch immer hingen keine Gardinen an den Fenstern, und im Schlafzimmer stapelten sich zwei Dutzend unausgepackte Umzugskartons.

Sie seufzte. Ob sie sich hier jemals zu Hause fühlen würde?

Im Inforadio wurde stockender Verkehr auf der Berliner Stadtautobahn A 100 gemeldet. Wenn sie die Rushhour vermeiden wollte, blieb ihr nicht mehr viel Zeit.

Miriam stellte den Kaffeebecher ins Spülbecken und eilte in die Diele. Nach kurzem Zögern entschied sie sich für die High Heels mit den Zwölf-Zentimeter-Absätzen. Zwar war sie mit ihren 1,76 Metern ohnehin keine kleine Frau, aber in ihrem Business konnte es niemals schaden, wenn die Männer zu ihr aufblicken mussten.

Sie trat hinaus in den Hausflur, schloss die Tür hinter sich ab und wollte sich gerade die Bluetooth-In-Ear-Kopfhörer in die Ohren stecken, als ein lauter Ruf durchs Treppenhaus hallte.

„Raus hier, aber sofort!“

„Frau Kühnemann, ich ...“, erwiderte eine Frauenstimme besänftigend, wurde jedoch gleich wieder unterbrochen.

„Verlassen Sie meine Wohnung oder ich rufe die Polizei.“

Miriam verdrehte die Augen. Es war wieder einer dieser Tage ... Um ihre Absätze bangend, hastete sie die Treppe hinunter und erreichte den dritten Stock im selben Augenblick, als Gerda Kühnemann, einen metallenen Schuhlöffel schwingend, auf die Fußmatte trat. Die Augen der betagten Dame starrten über die Lesebrille hinweg angriffslustig auf eine beleibte Mittvierzigerin, die ängstlich hinter dem Treppengeländer in Deckung ging.

„Was ist denn hier los?“, fragte Miriam im selben forschen Tonfall, mit dem sie ein Meeting eröffnete.

„Diese Person ist in meine Wohnung eingedrungen und wollte mich vergiften!“, behauptete Gerda Kühnemann.

„Das stimmt nicht! Ich bin ein Engel!“, verteidigte sich die Frau hinter dem Treppengeländer.

„Bitte was?“, fragte Miriam irritiert.

Gerda stach mit dem Schuhlöffel in die Luft. „Sie wollte mich umbringen!“

„Sie hätte mir beinahe den Schädel eingeschlagen!“, empörte sich die Frau, ohne die sichere Deckung zu verlassen.

Miriam rückte unauffällig dichter an ihre Nachbarin heran. „Keine Sorge, Gerda“, sagte sie in ruhigem Tonfall. „Ich kümmere mich darum.“

Die alte Dame ließ den Schuhlöffel sinken, starrte ihre Kontrahentin aber weiterhin finster an.

„Können Sie mir bitte erklären, was hier los ist?“, wandte Miriam sich wieder an die beleibte Frau hinter dem Treppengeländer.

„Ich komme von der Pflegeengel GmbH. Als ich geklingelt habe, hat niemand aufgemacht, deshalb habe ich aufgeschlossen. Ich hörte Frau Kühnemann im Bad. Also habe ich mich durch ein lautes *Guten Morgen* bemerkbar gemacht und bin dann in die Küche gegangen, um die Medikamente für die Woche zu stellen. Und da kam sie auf einmal wie eine Furie um die Ecke gestürmt und wollte mir mit diesem ... Ding den Schädel einschlagen!"

„Stimmt das, Gerda?", fragte Miriam.

„Na ja, was würdest du denn machen, wenn auf einmal eine wildfremde Frau in deiner Küche steht und dir irgendwelche Pillen ins Frühstück mischt?"

„Ich bin nicht wildfremd, ich bin Schwester Karin!", sagte die Pflegerin, während sie vorsichtig aus der Deckung trat.

„Sie können meinetwegen auch Schwester Hildegard sein, ich kenne Sie trotzdem nicht!", schnaufte die alte Dame.

„Es war mit Ihnen abgesprochen, dass ich Ihnen die Herztabletten unter die Haferflocken mische."

„Unsinn!", fauchte Gerda. „Wenn ich mich vergiften wollte, würde ich das schon selber machen."

Miriam warf einen Blick auf ihre Uhr. Einen Moment lang erwog sie, die beiden mit ihrem Zwist alleinzulassen. Schließlich ging sie das Ganze nicht wirklich etwas an. Gerda Kühnemann war nur ihre Nachbarin. Aber dann erinnerte sie sich daran, was sie der alten Frau verdankte, und zwang ein verbindliches Lächeln auf ihre Lippen. „Schwester Karin, würden Sie bitte einen Augenblick hier warten?"

„Ich habe keine Zeit! Eigentlich müsste ich schon längst beim nächsten Patienten sein!"

„Ach, das nächste Opfer wartet schon?", giftete die alte Dame. „Auftragskillerin scheint ja ein stressiger Job zu sein!"

Die Pflegerin schnappte empört nach Luft.

Miriam mutmaßte, dass sie diese Tätigkeit noch nicht lange ausübte, sonst wäre sie sicher nicht so leicht aus der Fassung zu bringen. „Es dauert nur einen Moment", fügte sie freundlich hinzu. Dann hakte sie sich bei ihrer Nachbarin unter und zog sie sanft, aber bestimmt in die Wohnung. „Komm, Gerda, wir müssen etwas besprechen."

Kaum hatte Miriam die Tür hinter sich geschlossen, änderte sich die Haltung der alten Frau. Sie sackte förmlich in sich zusammen. Als sie den Schuhlöffel ins Regal zurücklegte, zitterten ihre Hände, und ihr Gesicht bekam einen verzweifelten Ausdruck. „Ich glaube, ich muss mich einen Augenblick hinsetzen", murmelte sie.

Miriam führte sie ins Wohnzimmer – oder in die gute Stube, wie Gerda es nannte – und die alte Dame setzte sich.

„Soll ich dir ein Glas Wasser holen?"

Gerda schüttelte den Kopf und seufzte leise. „Ach Kati, ich weiß auch nicht, was mit mir los ist!"

Kati war Gerdas jüngere Schwester, wie Miriam inzwischen wusste. Sie war vor zwei Jahren verstorben.

Statt zu antworten, hockte Miriam sich hin, sodass sie auf Augenhöhe mit ihrer Nachbarin war.

„Meinst du wirklich, die Frau ist eine Pflegerin?", fragte Gerda verunsichert.

Miriam nickte langsam. „Ehrlich gesagt glaube ich das. Seit gut drei Monaten kommt ein Pflegedienst zu dir, um dir deine Medikamente zu verabreichen und dir beim Duschen zu helfen."

„Tatsächlich?" Die Verwirrung stand der alten Frau ins Gesicht geschrieben. Ihr Blick verlor sich in der Ferne.

Miriam schaute wieder auf die Uhr. Mit dem Morgenmeeting würde es knapp werden. „Weißt du, was? Ich habe eine Idee!"

„Wie schön für Sie", sagte Gerda mit neu erwachtem Misstrauen. „Und was machen Sie in meiner Wohnung?"

Miriam verspürte einen Stich der Besorgnis. So vergesslich wie heute hatte sie ihre Nachbarin noch nie erlebt. „Gerda", sagte sie sanft, „du kennst mich doch." Sie strich sich eine Strähne ihres roten Haars hinters Ohr.

„Kati?“

Miriam lächelte.

„Ach Schätzchen, ich weiß auch nicht, was heute mit mir los ist.“

„Komm, wir machen ein Foto.“

Die alte Dame erhob sich und betastete ihre Frisur. „Nicht, solange ich aussehe wie ein Pudel, der in ein Starkstromkabel gebissen hat.“

„Doch nicht von dir, von der Pflegekraft“, erwiderte Miriam. „Das Bild hängen wir dann in deiner Wohnung auf, damit du sie beim nächsten Mal zuordnen kannst.“

Einen Augenblick lang zeigte sich Verwirrung auf Gerdas Gesicht, doch schließlich nickte sie.

Miriam erwischte den Pflegengel gerade noch auf dem letzten Treppenabsatz. „Warten Sie.“

„Ich habe wirklich keine Zeit mehr!“

„Bitte, lassen Sie mich ein Foto von Ihnen machen, als Erinnerungshilfe für Frau Kühnemann.“

„Okay, meinetwegen.“

Die Pflegerin knipste ein halbherziges Lächeln an, und Miriam schoss ein Foto mit ihrem Smartphone. „Was ist mit den Medikamenten?“, fragte sie dann.

„Sind noch in der Tablettenbox.“

Miriam eilte zurück in die Wohnung ihrer Nachbarin und achtete darauf, dass Gerda die Tabletten auch wirklich schluckte. Dann hastete sie zu ihrem Auto.

Sie war dankbar für den Stellplatz in der Tiefgarage, auch wenn sie sich für die unverschämt hohen Kosten eine Zweitwohnung hätte leisten können. Allerdings entsprach die Wahrscheinlichkeit, in dieser Gegend einen freien Parkplatz zu finden, in etwa der Chance, vom Blitz getroffen zu werden.

Die 200 PS ihres Sportwagens waren angesichts des morgendlichen Stadtverkehrs nicht wirklich hilfreich. Miriam war zehn Minuten zu spät, als sie mit quietschenden Reifen auf dem Parkplatz der Agentur hielt.

Sobald sie ausgestiegen war, war von Eile jedoch nichts mehr zu spüren. Kontrolle war alles.

Sie lächelte kühl, als sich ein junger IT-Mitarbeiter neben ihr in den gläsernen Aufzug quetschte. Er murmelte ein „Guten Morgen“ und blickte dann unsicher blinzelnd an ihr vorbei.

Wie ein Mantra wiederholte Miriam innerlich die Worte ihres Mentors. *Als Frau musst du intelligenter, härter und skrupelloser sein als jeder Mann, um in diesem Business Erfolg zu haben.*

Die Aufzugstüren öffneten sich. Miriams High Heels klackten laut auf den auf Hochglanz polierten Marmorfliesen. Durch die Glastür des Besprechungsraums sah sie, dass ihr Team bereits auf sie wartete.

Sie unterdrückte den Impuls, sich zu beeilen, und zog stattdessen ihr Smartphone aus der Tasche, als hätte sie noch etwas Wichtiges zu überprüfen.

Wenn sie schon zu spät kam, dann wenigstens mit der selbstverständlichen Nonchalance einer elisabethanischen Aristokratin.

Das Angebot

Die Besprechung verlief unspektakulär. Einige ihrer Kollegen nutzten jede Gelegenheit, sich zu profilieren, andere starrten gelangweilt auf ihre Latte-Macchiato-Gläser oder blickten verträumt der hübschen Praktikantin hinterher, die einen Überblick über die Umsatzzahlen des ersten Quartals austeilte.

Miriam war genervt.

Da sich ihr Geschäftsführer Sebastian Köhler überwiegend in der Zweigstelle in London aufhielt, hatte sie als seine Stellvertreterin hier das Sagen. Fast zwei Drittel der Mitarbeitenden waren männlich, und jeder von ihnen schien insgeheim der Ansicht zu sein, besser für Miriams Job geeignet zu sein als sie. Es war ein täglicher Kampf, den sie nur durch knallhartes Auftreten und Erfolg gewinnen konnte.

Bedauerlicherweise blieb der Erfolg seit einiger Zeit aus. Die Quartalszahlen lagen deutlich unter Vorjahresniveau. Dabei mangelte es der Agentur keineswegs an Aufträgen; die Kundenzahl war innerhalb eines Jahres sogar um fast fünfzig Prozent gestiegen. Arbeit gab es reichlich, sie brachte nur nicht genug ein – jedenfalls nicht genug, um die Erwartungen der Gesellschafter zu erfüllen.

Nach einer knappen Stunde beendete Miriam das Meeting und begab sich in ihr Büro. Die nächste Gesellschafterversammlung würde in einer Woche stattfinden. Wenn ihr bis dahin nicht irgendein genialer Schachzug einfiel, konnte sie sich auf ihre ganz persönliche Inquisitionserfahrung einstellen.

„Miriam, kommst du bitte mal?“ Die junge Praktikantin kam ins Büro gestöckelt. „Da will dich jemand sprechen.“

Miriam löste den Blick nicht von der Powerpoint-Präsentation auf ihrem Bildschirm. „Hat dieser Jemand einen Termin?“

„Nein, aber –“

„Dann sag ihm, er soll seine Anfrage online stellen. Wir melden uns dann.“

„Er behauptet, es sei dringend und ein gemeinsamer Freund habe dich wärmstens empfohlen.“

Miriam seufzte und wandte sich um. „Hat er auch verraten, von welchem Freund er spricht?“

Die junge Frau schüttelte den Kopf. „Nein, er meinte nur, du würdest mit hundertprozentiger Sicherheit mit ihm reden wollen.“ Sie blickte Miriam länger als sonst ins Gesicht, und in ihrem Blick zeigte sich eine Mischung aus Neugier und gespielter Besorgnis. „Alles okay mit dir? Du siehst müde aus.“

„Tatsächlich?“ Miriam verzog die Lippen zu einem Lächeln bar jeden Humors. „Seit wann bist du hier?“

„Äh, seit drei Monaten. Du hast mich doch selbst eingestellt“, antwortete sie sichtlich irritiert.

„Seit wann *heute Morgen?*“, hakte Miriam nach, als hätte sie es mit einer geistig Minderbemittelten zu tun.

Ein Hauch von Verunsicherung zeigte sich auf dem hübschen Gesicht der Praktikantin. „Seit 9 Uhr. Warum?“

„Du machst das hier also mehr zum Zeitvertreib, nehme ich an“, bemerkte Miriam.

Die Augen der jungen Frau wurden groß. „Nein, die Arbeit ist mir wichtig. Sehr wichtig sogar! Es ist mein absoluter Traum, hier zu arbeiten.“

Miriam hob die Brauen. „Tatsächlich?“ Sie stand auf. „Wo wartet der Kunde?“

„In Konferenzraum zwei.“

„Danke.“

„Miriam, warte!“ Die Praktikantin stöckelte eilig hinter ihr her. „Ich dachte, es ist normal, um 9 Uhr anzufangen. Niemand hat mir etwas anderes gesagt! Aber ... ich kann gerne früher kommen. Das ist gar kein Problem. Sag mir einfach, wann ich da sein soll.“

„Wenn man dir sagen muss, was du zu tun hast, bist du hier fehl am Platz.“

Die junge Frau blieb verunsichert stehen.

Miriam beachtete sie nicht weiter und stieß die Glastür zum Konferenzraum auf.

Der Mann stellte seine Espressotasse ab, erhob sich und lächelte charmant. Er war groß gewachsen, schlank und gebräunt. Sein Anzug war ohne Zweifel maßgeschneidert. „Frau Eckert“, er reichte ihr die Hand, „wie schön, Sie kennenzulernen.“

Miriam erwiderte seinen Händedruck. Ihr Lächeln fiel jedoch etwas knapper aus. „Guten Tag. Und Sie sind?“

„Markus Bergmann. Marketingmanager der Hoehnbeck AG.“

Äußerlich zeigte Miriam keine Regung, aber sie spürte, wie ihr Herz schneller zu schlagen begann. Hoehnbeck war eine große Nummer. Der Konzern gehörte zu den Top 20 der Chemiekonzerne weltweit.

Bergmann hielt ihre Hand noch ein wenig länger fest als nötig. „Oliver Klaaßen hat Sie mir wärmstens empfohlen.“

„Ach, hat er das?“ Miriam verzog keine Miene, als der Name ihres Liebhabers fiel. Sie entzog Bergmann die Hand und bedeutete ihm, Platz zu nehmen. Nun kam es darauf an, das Spiel auf die richtige Weise zu spielen. Wenn ihr Gegenüber spürte, wie dringend sie einen neuen Auftrag brauchte, hatte sie schon verloren.

„Wir haben uns auf einer Konferenz in Zürich kennengelernt und stehen seitdem in losem Kontakt. Oliver meinte, Sie seien absolut vertrauenswürdig und in Bezug auf Diskretion und Fachkompetenz unschlagbar.“

Miriam setzte sich ebenfalls und schlug die Beine übereinander. „Worum geht es?"

Der Mann räusperte sich. „Bevor ich beginne ..." Er ergriff eine Ledermappe und fischte ein Dokument heraus, das er ihr zuschob. „Unsere juristische Abteilung hat da etwas vorbereitet."

Miriam warf einen flüchtigen Blick auf das Papier – eine Verschwiegenheitserklärung. Sie schob das Blatt zurück. „Sie reden von meiner Vertrauenswürdigkeit, und das Erste, was Sie tun, ist, mir Ihr Misstrauen zu signalisieren?"

Er lächelte entschuldigend. „So läuft das Geschäft. Es war nicht meine Entscheidung."

„Ach ja?" Miriam blickte ihn mit großen Augen an. „Man hat Ihnen in dieser Angelegenheit also nicht freie Hand gegeben? Vielleicht wäre es dann besser, wenn ich mit demjenigen rede, der bei Ihnen die Entscheidungen trifft."

Bergmanns Lächeln wirkte ein wenig verkniffen. „Sie wissen, dass solche Vereinbarungen in unserer Branche üblich sind."

„Und Sie wissen, dass bestimmte Probleme nur auf einer Ebene des Vertrauens behandelt werden können." Es war ein Schuss ins Blaue. Noch hatte Miriam keine Ahnung, worum es ging. Aber je mehr Bergmann sich ihr auslieferte, desto besser war ihre Verhandlungsposition. Letztlich ging es in diesem Geschäft immer um Macht.

Markus Bergmann lehnte sich zurück. Die gespielte Freundlichkeit war von ihm abgefallen wie alter Schorf von einer Wunde. Seine Kiefermuskeln traten deutlich hervor.

„Sie sind zu mir gekommen, nicht ich zu Ihnen", sagte Miriam betont freundlich. „Sie wollen etwas von mir. Aber damit ich Ihnen helfen kann, muss ich alles wissen, verstehen Sie? Alles! Jedes schmutzige Detail."

Bergmann presste die Lippen zusammen. Dann holte er tief Luft, doch Miriam sprach weiter, bevor er etwas erwidern konnte. „Bitte, widersprechen Sie nicht. Es gibt schmutzige

Details, sonst hätten Sie nicht Ihren Kontakt zu Oliver bemüht und wären ohne Termin hier aufgetaucht."

Er stieß die Luft aus und schien ein wenig in sich zusammenzusacken. Sein Blick wanderte an Miriam vorbei zu der Wand hinter ihr. Dort stand das Firmenmotto der Agentur: *Ihre Marke ist unsere Leidenschaft – get in touch with us.*

Miriam beugte sich vor und blickte ihn ernst an. „Herr Bergmann, das hier wird nur funktionieren, wenn Sie mir vertrauen."

Er seufzte. Dann nickte er langsam. „Also gut." Er schluckte. „Aber es wird hässlich werden."

„Wie hässlich?"

„Es hat Tote gegeben."

Miriam hob die Brauen.

„209 Tote, um genau zu sein."

Miriam verzog keine Miene. „Was genau ist passiert?"

„Eine Explosion in einer Düngemittelfabrik. Nicht bei uns, sondern bei einem Subunternehmer in Indien. Der Kerl hat geschlampt und sich nicht an die Richtlinien gehalten." Er schnaufte frustriert. „Insgesamt starben 54 Männer, 87 Frauen und 68 Kinder …"

„Kinder?" Miriam zeigte keine Regung. Einen Moment lang ergriff sie pures Entsetzen, dann brach sich ein neuer Gedanke Bahn. *Die Vergangenheit lässt sich nicht ändern. Was geschehen ist, ist geschehen. Niemandem ist damit geholfen, wenn ein großes Unternehmen Insolvenz anmelden muss und Tausende von Arbeitsplätzen wegfallen.*

Die Gedanken in ihrem Kopf überschlugen sich. Wenn Hoehnbeck eine Katastrophe dieser Tragweite überstehen wollte, dann war das Unternehmen wahrhaft auf Hilfe angewiesen. Diese Geschichte hatte das Potenzial, etwas ganz Großes zu werden.

Bergmann lächelte gequält. „Wie gesagt, der Subunternehmer hielt sich nicht an die Richtlinien."

„Die Kinder, die dort gearbeitet haben – wie alt waren sie?"

„Die ganze Bandbreite von 6 bis 14 Jahren."
„Das ist ... nicht gut."
„Das kann man so sagen."
„Wussten Sie davon?"
„Ich sagte doch bereits, dass der Subunternehmer sich nicht an die Richtlinien gehalten hat."
Miriam blickte ihn eindringlich an. „Herr Bergmann, wussten die Verantwortlichen in Ihrer Firma davon?"
„Nicht offiziell."
„Aber sie wussten es?"
„Was denken Sie denn?", fuhr er auf.
Miriam zog die Brauen hoch.
Er hob entschuldigend die Hand und räusperte sich. „Was wir nicht wussten: Ein investigativer Journalist aus den USA war vor Ort, als das Unglück geschah. Er wollte die Geschichte des zehnjährigen Bansa erzählen, der in der Fabrik arbeitete. Ein niedlicher Lockenkopf mit großen braunen Augen. Es gibt ein Interview, in dem der Kleine von seinen Träumen berichtet – und von seinen Albträumen, den Hustenanfällen in der Nacht und den Arbeitsunfällen, die bereits mehrere seiner Freunde zu verkrüppelten Bettlern gemacht haben ... Der Junge starb bei der Explosion."
„Und der Journalist?"
„War in der Nähe, als es geschah, und liegt ebenso wie die Hälfte der Menschen aus den umliegenden Dörfern mit Vergiftungserscheinungen im Krankenhaus."
„Das ist, gelinde gesagt, eine Katastrophe."
Bergmann lächelte schmallippig. „Deshalb brauchen wir Sie als Katastrophenhelferin."
Miriam stand auf. Sie hatte ihn. Der Fisch hing am Haken! Sie tat so, als würde sie nachdenklich auf und ab gehen, während sie versuchte, ihren wummernden Herzschlag zu beruhigen. „Das wird nicht billig."

„Ist uns vollkommen klar", erwiderte Bergmann.

Miriam nickte. „Gut. Wir werden einen Plan ausarbeiten und Ihnen ein Angebot machen."

Bergmann schüttelte den Kopf.

„Ich brauche *jetzt* Ergebnisse."

„Wie bitte?" Miriam blickte ihn überrascht an. „Sie dulden über Jahre hinweg massive Menschenrechtsverletzungen, verursachen eine Riesenkatastrophe, die Hunderte von Menschen das Leben kostet, und erwarten, dass ich Ihnen augenblicklich eine Lösung präsentiere?"

„Genau. Wie viel brauchen Sie dafür?"

Miriam stieß ein ungläubiges Lachen aus. „Herr Bergmann, das meinen Sie jetzt nicht ernst."

„15 Millionen?" Er zog ein Formular aus seiner Ledertasche. „Wenn Sie wollen, unterzeichne ich sofort einen entsprechenden Vertrag. 5 Millionen erhalten Sie als festes Honorar, den Rest zahlen wir, wenn die Kampagne Erfolg hat. Sie müssen uns nur die Möglichkeit verschaffen, heil aus dieser Sache herauszukommen."

Miriam spürte, wie ihr Kehlkopf auf und ab hüpfte, als sie schluckte. Ein leichtes Schwindelgefühl bemächtigte sich ihrer, und sie setzte sich wieder. „20 Millionen, davon 10 Millionen Festhonorar und die übrigen 10 Millionen nach erfolgreicher Durchführung." Sie war froh, dass ihre Stimme so fest wie immer klang. „Und 3 Millionen brauchen wir als Vorschuss."

„Gut!" Ohne mit der Wimper zu zucken, begann Bergmann damit, die Zahlen in den Vertrag einzutragen.

Wie viel hätte ich denn noch verlangen können, wenn er das so klaglos akzeptiert?, schoss es Miriam durch den Kopf. Sie las sich den Vertrag sorgfältig durch und unterschrieb. Die Gedanken in ihrem Kopf rasten.

„Frau Eckert, welche Marschroute schlagen Sie vor? Bislang konnten wir die Sache unter den Teppich kehren. Aber das wird nicht mehr lange gut gehen. Spätestens, wenn der Journalist das Krankenhaus verlässt, wird uns ein Empörungs-Tsunami überrollen."

Miriam nickte. Bergmann hatte absolut recht. „Das wird sich nicht aufhalten lassen. Wenn der Mann überlebt, haben Sie das volle Programm am Hals."

Bergmann kniff die Augen zusammen. „Sie meinen, wir sollen das Problem an der Wurzel packen?"

Miriam starrte ihn ungläubig an. „Was genau wollen Sie denn damit andeuten?"

„Nichts!" Er lächelte. „Aber genau diese Art kreativen Denkens brauchen wir."

„Herr Bergmann, nicht, dass wir uns missverstehen: Ich habe Sie diesbezüglich zu nichts aufgefordert."

Ihr Gegenüber nickte nachdenklich. „Natürlich nicht."

„Ihnen ist schon klar, was für eine Katastrophe es wäre, wenn der Eindruck entsteht, Sie hätten beim Tod eines Journalisten nachgeholfen?"

Er winkte ab. „Selbstverständlich. Wir sind ja keine Amateure."

„Okay." Miriam wischte das beklemmende Gefühl beiseite, dass sich in ihr breitmachen wollte, und konzentrierte sich darauf, eine grobe Strategie zu entwickeln.

„Also, was schlagen Sie vor?", fragte Bergmann mit verbindlichem Lächeln.

„Im Grunde müssen wir eine Imagekampagne starten. Dieser Journalist, wie heißt er?"

„Alex Thompson."

„Für wen arbeitet er?"

„Er hat ein paar Artikel für die *New York Times* geschrieben, ist aber als freier Journalist tätig."

„Okay, er ist also mehr oder weniger auf sich allein gestellt. Das ist eine gute Arbeitsgrundlage. Unsere Kampagne hat zwei

Stoßrichtungen: Wir müssen eine stabile Glaubwürdigkeitsgrundlage für Ihr Unternehmen schaffen und gleichzeitig Ihren Gegner diskreditieren.“ Miriam zögerte einen Moment, dann fügte sie hinzu: „Um Letzteres kümmere ich mich.“ Dieser Job erforderte Fingerspitzengefühl, und Bergmann war ihr dafür zu grobschlächtig. „Sie sollten indessen alles daransetzen, einen über jeden Zweifel erhabenen Fürsprecher zu gewinnen“, fuhr sie fort. „Am besten wäre eine Umweltorganisation à la Greenpeace.“

„Bitte wie?“, brauste Bergmann auf. „Diese fanatischen Ökospinner würden uns niemals unterstützen!“

„Ihre Feindbilder müssen Sie über Bord werfen, sonst wird das nichts. Aber Greenpeace ist nur ein Beispiel und ohnehin eine Nummer zu groß. Versuchen Sie es mit einer der kleineren Organisationen, die alles dafür geben würden, etwas mehr Publicity zu bekommen. Ich hoffe, Sie haben wenigstens ein paar soziale Projekte auf der Haben-Seite?“

„Ja, ich glaube, da gibt es etwas ...“ Er kratzte sich am Kopf. „Aber darum kümmert sich die Charity-Abteilung.“

Miriam verdrehte innerlich die Augen. „Mehr wissen Sie nicht darüber?“

„Dieses Sozialgedöns ist nicht mein Metier.“

„Dann ändern Sie das! Ein substanzieller Beitrag zu den Sustainable Development Goals der Vereinten Nationen könnte Ihnen nämlich den Hintern retten. Also arbeiten Sie sich in das Thema ein, pumpen Sie die Projekte auf, und zwar schnell. Jeder Tag zählt.“

„Das wird aber seine Zeit dauern.“

„Egal, fangen sie jetzt schon an, darüber zu reden. Fake it ’til you make it!“

„Gut.“

„Als Zweites müssen Sie schonungslos offen sein.“

Bergmann entgleisten die Gesichtszüge. „Wie bitte?“

„Vollständige Transparenz ist unabdingbar", wiederholte Miriam ernst. „Sie haben doch selbst gesagt, dass der Subunternehmer Sie auf verbrecherische Weise hintergangen hat. Stellen Sie sicher, dass ein unabhängiger, vertrauenswürdiger Gutachter überzeugende Beweise dafür findet, und machen Sie die Sache öffentlich."

„Ach so." Das verbindliche Lächeln kehrte auf Bergmanns Gesicht zurück. „Wir werden das unverzüglich in die Wege leiten."

„Und dann müssen Sie Reue zeigen", fuhr Miriam unerbittlich fort.

„Was?!" Bergmann starrte Sie verdutzt an. „Wollen Sie mich auf den Arm nehmen? Wir sind gerade dabei, Millionen in unsere Unschuld zu investieren. Dieses Investment konterkarieren wir doch nicht, indem wir uns am Ende schuldig bekennen."

„Niemand spricht von einem Schuldbekenntnis. Aber wenn Sie signalisieren, dass es Ihnen nur darauf ankommt, Ihre Firma reinzuwaschen und dass Ihnen die Menschen vollkommen egal sind, dann nützen Ihnen alle Ihre Investitionen nichts."

Bergmann presste die Lippen zusammen.

„Machen Sie deutlich, dass Sie sich für die Menschen in der betroffenen Region verantwortlich fühlen. Unterstützen Sie dortige Schul-, Wohn- und Qualifizierungsprojekte. Auch eine Investition in die medizinische Versorgung wäre hilfreich."

„Wir sind ein Chemieunternehmen, keine Wohlfahrtsorganisation."

„Wollen Sie heil aus der Sache herauskommen oder nicht?" Miriam lächelte. „Vertrauen Sie uns. Wir stellen Ihnen ein schönes Potpourri zusammen."

„Und was müssen wir uns den Spaß kosten lassen?"

„Im mittleren einstelligen Millionenbereich sollte es schon liegen."

Bergmann seufzte. „Also gut. Arbeiten Sie die Pläne aus." Er warf einen Blick auf seine Uhr. „Ich muss heute noch mit dem

Vorstand sprechen. Können Sie mir eine kurze Präsentation innerhalb der nächsten, sagen wir einmal, drei Stunden zukommen lassen?"

„Ja, allerdings nur eine grobe Übersicht."

„Das reicht völlig, Details interessieren niemanden. Hier, meine Karte."

„Ich schicke Ihnen die Datei verschlüsselt zu."

„Sehr gut." Er reichte ihr die Hand. „Auf Wiedersehen."

„Auf Wiedersehen, Herr Bergmann."

Er verließ raschen Schrittes den Konferenzraum. Zurück blieb nur ein Hauch seines sündhaft teuren Herrenparfüms.

Miriam ging in ihr Büro, rief in London an und informierte ihren Geschäftsführer Sebastian Köhler über den mit Abstand größten Deal der Firmengeschichte. Dann arbeitete sie eine kurze Präsentation aus und saß anschließend noch bis 2 Uhr nachts am Schreibtisch, um die Pläne zu konkretisieren.

Der Schatten

Müdigkeit hüllte sie ein und zerrte an ihr, so schwer und aufdringlich wie ein nasser Frotteebademantel.

Miriam ließ den Schlüssel auf das Sideboard plumpsen und zog sich die Schuhe aus. Mit schmerzenden Füßen tappte sie ins Badezimmer. Nachdem sie sich das Gesicht gewaschen hatte, löste sie ihren Zopf, ließ die langen rotbraunen Haare über ihre Schultern fließen und warf einen kritischen Blick in den Spiegel. Was sie darin sah, gefiel ihr nicht sonderlich. Nicht nur, weil ihre Nase zu spitz und ihre Lippen zu schmal waren. Ihre ohnehin schon blasse Haut wirkte beinahe durchsichtig. Dunkle Ringe lagen unter ihren Augen, die von feinen Fältchen umgeben waren. 34 Jahre hinterließen ihre Spuren. Zumindest hatte sie aufgrund des Stresses in letzter Zeit ein paar Kilo abgenommen und war genauso schlank wie ihre 15 Jahre jüngere Praktikantin. Nun ja, zumindest fast.

Sie schlüpfte in ihren Pyjama und schlurfte barfuß ins Schlafzimmer. Eine Matratze auf dem Boden, ein Stuhl und ein Kleiderschrank – das war die ganze Einrichtung, wenn man von den gestapelten Umzugskartons einmal absah. Mit einem Gähnen, das ihr fast den Kiefer ausrenkte, ließ sich Miriam auf die Matratze fallen.

Als sie sich gerade in ihre Decke einkuschelte, klingelte ihr Handy. Wenn sie jetzt ein Gespräch annahm, würde sie ihren toten Punkt überwinden und wäre wieder hellwach. Ohne auf das Display zu sehen, schaltete sie das Gerät aus und ließ es auf die abgezogenen Holzdielen plumpsen.

Ihr Blick wanderte zu den Bücherstapeln in der Zimmerecke und dann zu dem alten Lehnstuhl, auf dem sich ihre schmutzigen Klamotten stapelten. Ihre Wohnung war nicht gerade billig. 136 Quadratmeter Altbau im teuersten Kiez des Prenzlauer Bergs. Zwei Zimmer, Wohnküche, Bad, Parkett und ein Kamin im Wohnzimmer, sorgfältig restaurierter Stuck an den Decken. Aber in den lichtdurchfluteten Räumen standen insgesamt nur zwölf Möbelstücke. Im Grunde lebte sie noch immer wie eine Studentin.

Oliver fand das gut. Es gebe ihrer Beziehung etwas Verruchtes, hatte er behauptet.

Miriam verstand nicht, was an einer spärlich eingerichteten Wohnung für 4.336 Euro Kaltmiete im Monat verrucht sein sollte. Aber vielleicht hatte es auch eher etwas mit dem studentischen Ambiente zu tun. Oliver war 17 Jahre älter als sie. Möglicherweise gab es ihm einen Kick, wenn er das Gefühl hatte, mit einer Studentin zu schlafen.

Kurz erwog Miriam, ihn anzurufen. Sie hatten sich seit drei Tagen nicht gesehen. Er musste jetzt irgendwo in Kapstadt sein. In der afrikanischen Niederlassung seiner Firma gab es Ärger. *Nein!*, befahl sie sich selbst. *Hör auf damit. Du weißt doch genau, wie das enden wird. Letztlich fühlst du dich noch einsamer. Du musst schlafen!*

Sie löschte das Licht und schloss die Augen.

Im Wohnzimmer knackte etwas. Es hörte sich beinahe so an, als würde jemand durch den Raum laufen – schwere Schritte, die langsam näher kamen.

Miriam riss die Augen auf. Sie linste zur halb geöffneten Zimmertür. Hatte sich dort etwas bewegt?

Ihre Hand tastete nach dem Lichtschalter der kleinen Stehlampe. *Sei nicht albern!*, ermahnte sie sich. *Wer soll das schon sein? Der alte Holzboden knackt ständig!* Ihren Fingern waren diese Argumente offenbar egal, denn sie drückten auf den

Schalter. Helles Licht flutete den Raum, und der Schatten verschwand.

Miriam seufzte und schaltete das Licht wieder aus. *Du musst jetzt schlafen!* Sie schloss die Augen und zwang sich, bewusst langsam ein- und auszuatmen.

Leider scherten sich ihre Gedanken nicht um ihren müden Körper, sondern wuselten umher wie quirlige Ameisen auf einem faulen Apfel. *20 Millionen Euro!* Sie hatte heute einen Auftrag an Land gezogen, der den Jahresumsatz der Firma sage und schreibe vervierfachen würde. Sebastian hatte am Telefon kaum ein vernünftiges Wort herausgebracht. Bislang hatte meist er die größeren Deals an Land gezogen. Mit diesem Erfolg war Miriam auf einen Schlag all ihre Probleme los und hatte sogar beste Chancen, ihm den Geschäftsführerposten streitig zu machen.

Du musst schlafen!, mahnte sie erneut eine hartnäckige innere Stimme. Doch ihre Gedanken rasten weiter wild umher und entwarfen bereits eine Strategie für die nächste Gesellschafterversammlung, während Miriam sich gleichzeitig fragte, ob ihr bei der Präsentation des Indien-Projekts möglicherweise ein Fehler unterlaufen war.

Ihr Herz pochte. Sie schaltete das Licht wieder ein, tappte in die Küche und nahm eine von den Schlaftabletten, die der Arzt ihr verschrieben hatte. Das Zeug war ziemlich stark und konnte abhängig machen. Aber wenn sie heute Nacht keinen Schlaf fand, würde sie morgen im Büro zusammenbrechen, und das war mit Sicherheit keine Alternative.

Nach kurzem Zögern warf Miriam noch eine halbe Tablette mehr ein und spülte das Ganze mit einem Glas Milch hinunter. Dann ging sie zurück ins Schlafzimmer und kuschelte sich wieder in ihre Decke. Ihre Gedanken mäanderten noch eine Zeit lang umher, doch schließlich glitt sie hinüber in die Welt der Schatten.

Im Haus ist es dunkel. Miriam schlüpft aus ihrem Bett. Auf Zehenspitzen schleicht sie durch ihr Zimmer und auf den großen dunklen Kleiderschrank zu. Es ist ein alter Schrank mit seltsam verschlungenen Verzierungen und Schnitzereien. Fast wirkt es so, als würde er eine hölzerne Krone tragen. Ein goldener Schlüssel steckt im Schloss. Papa behauptet, der Schlüssel wäre nicht aus Gold, sondern aus Messing, aber Miriam findet, dass er genau so aussieht, wie ein goldener Schlüssel aussehen muss. Selbst im schalen Licht des Mondes glänzt er warm und verlockend wie ein wertvolles Schmuckstück.

Behutsam setzt Miriam einen Fuß vor den anderen. Der Holzboden knarrt leise. Erschrocken hält sie inne. Was, wenn Papa davon wach wird? Sie blickt über die Schulter. Es sind nur fünf Schritte bis zu ihrem Bett. Dort kann sie sich einfach die Decke über den Kopf ziehen und so tun, als würde sie schlafen. Ihr Blick wandert wieder zum Schrank.

Oma hat ihr neulich heimlich eine Geschichte erzählt, in der es auch einen alten, geheimnisvollen Schrank gibt. Und dieser Schrank ist die verborgene Tür zu einer fantastischen Welt mit sprechenden Tieren und Zwergen und einer Hexe, die dafür sorgt, dass immerzu Winter ist, es aber niemals Weihnachten wird.

Miriam stellt sich den Schrank genau so vor wie diesen alten Kleiderschrank in ihrem Zimmer. Behutsam schleicht sie weiter.

„Aber diese Geschichte darfst du niemals deinem Papa erzählen", hallen Omas mahnende Worte in Miriams Kopf nach.

„Warum denn nicht?"

„Weil dein Papa die falschen Dinge fürchtet."

Noch immer ist Miriam verwirrt von dieser Aussage. Papa kommt ihr überhaupt nicht furchtsam vor, nur sehr streng und unberechenbar. Oft scheint es, als wäre alles in Ordnung, und dann wird er plötzlich sehr wütend.

Den Blick fest auf den Schrank gerichtet, schleicht sie weiter. Er erscheint ihr wie eine sichere Zuflucht, wie das Tor zu einer schönen und geheimnisvollen Welt.

Die Tür des alten Schranks knarrt. Miriam hält den Atem an. Sie beugt sich vor und schiebt den Karton mit ihren Socken beiseite. Da ist es! Behutsam nimmt sie es heraus und hält es ins sanfte Licht des Mondes. Es glänzt wie echtes Silber. Die aufgenähten Perlen funkeln. Der Stoff fühlt sich glatt und kühl an, und wie herrlich er raschelt!

Miriam hat sich das Kleid von ihrer Freundin ausgeliehen. Morgen wird sie zum allerersten Mal zur Faschingsfeier gehen – verkleidet als Prinzessin.

Sie drückt das Kleid ganz fest an sich und dreht sich auf Zehenspitzen im Kreis wie eine Ballerina.

Und plötzlich, von einem Augenblick zum nächsten, weicht die Vorfreude dem kalten Gefühl der Angst. Ein großer Schatten wächst aus dem klaffenden Loch der geöffneten Zimmertür. Er kommt näher. Die Dielen ächzen unter seinem Gewicht. „Was machst du da?"

Ein Schauer läuft ihr über den Rücken.

Der Schatten scheint immer größer zu werden, wie eine schwarze Wand türmt er sich vor ihr auf. „Was machst du da?", tönt es vielstimmig und heiser.

Die Mauer bewegt sich, löst sich auf in eine wimmelnde Menge vielgliedriger Gestalten. Dutzende, nein Hunderte Augenpaare starren Miriam an. Zornig, schmerzerfüllt, anklagend.

Eine Faust aus Eis presst ihr das Herz zusammen.

Asche, zerfetzte Kleidung, verbrannte Glieder. Eine Armee von Toten. „Was machst du da?"

Mit einem erstickten Schrei auf den Lippen schreckte Miriam auf. Ihre Kehle war wie ausgedörrt, und ihr Pyjama klebte an ihrem schweißnassen Körper.

Was für ein bescheuerter Albtraum!

Hustend wickelte sie sich aus der Decke und tappte ins Bad. Dort drehte sie den Wasserhahn auf, trank einen Schluck und spritzte sich eiskaltes Wasser ins Gesicht, um die schrecklichen Bilder zu vertreiben.

Sie blickte in den Spiegel. Im grauen Licht der Morgendämmerung zeichneten sich dunkle Ringe unter ihren Augen ab. Das zerknitterte Laken hatte Falten auf ihrer Wange hinterlassen. Die schweißnassen Haare hingen wie eine verfilzte Matte an ihr herunter. „Du siehst aus wie eine entlaufene Vogelscheuche", begrüßte sie ihr Spiegelbild.

Miriams Blick wanderte zur Uhr. Es war 6:50 Uhr. Der Gedanke, noch einmal ins Bett zu kriechen, war verlockend, aber sie wusste, dass sie ohnehin nicht mehr einschlafen würde.

Warum konnte sie dieser Schatten aus der Vergangenheit nicht endlich in Ruhe lassen? Sie war ihrem frommen Gefängnis doch schon vor Jahren entkommen. Die beklemmende Enge, die Drohungen und das erdrückende Gefühl, von Grund auf falsch zu sein – all das gehörte doch längst der Vergangenheit an, spätestens, seit *er* fort war.

Miriam zog ihren Pyjama aus und stellte die Dusche an. Knapp vier Stunden Schlaf mussten reichen. Sie hatte schon schlimmere Nächte erlebt.

Während warmes Wasser auf ihre verspannten Schultern prasselte, erstellte sie in Gedanken bereits eine Liste mit all den Dingen, die heute zu erledigen waren.

Recherche

Guten Morgen." Die Praktikantin begrüßte Miriam mit einem erwartungsvollen Lächeln.

„Morgen", murmelte Miriam. „Ist Lena schon da?"

„Ja. Ich glaube, sie kam kurz nach mir."

Miriam nickte. „Sie soll in mein Büro kommen."

„Okay." Doch anstatt sich gleich auf den Weg zu machen, folgte die junge Frau ihr. „Soll ich dir einen Espresso bringen?"

Miriam wandte sich um. Irrte sie sich oder starrte dieser unverschämt frisch aussehende Teenager mit dem makellosen Teint gerade selbstzufrieden auf die dunklen Ringe unter ihren Augen? „Ich will, dass du deinen Job erledigst!"

Sie wartete die Reaktion der Praktikantin gar nicht erst ab und ging stattdessen schnurstracks in ihr Büro.

Dort angekommen, fuhr sie ihren Rechner hoch. Als Startseite war die Firmenhomepage eingerichtet. Attraktive, perfekt gestylte Menschen in einem lichtdurchfluteten Besprechungsraum, die begeistert auf einen Bildschirm starrten. Darunter stand:

Als strategische Marketingagentur mit Sitz in Berlin, München und London arbeiten wir mit internationalen Konzernen genauso wie mit innovativen lokalen Start-ups zusammen, um ihre Marktposition zu optimieren.

Ihre Marke ist unsere Leidenschaft – get in touch with us.

Miriam fand den Text viel zu gewöhnlich, aber Sebastian hatte sich durchgesetzt. Nun, wer weiß, vielleicht würde sich das Machtgefüge innerhalb der Geschäftsführung bald ändern.

Sie checkte ihre E-Mails. Markus Bergmann hatte den Empfang ihrer Präsentation bestätigt. Eine inhaltliche Rückmeldung gab es noch nicht.

„Morgen, Miriam", grüßte Lena sie.

Ihre Assistentin trug wie immer einen Hosenanzug mit einem weiten Jackett, um zu verbergen, dass sie ein paar Pfund zu viel auf die Waage brachte.

„Morgen." Miriam lächelte knapp. „Geht's dir besser?"

Lena nickte und lehnte sich an den Besprechungstisch. „Migräneattacke – heftig, aber kurz. Ich bin wieder voll einsatzfähig."

„Gut." Lena hatte dieses Jahr schon dreimal wegen Migräne gefehlt. Das war für Miriams Geschmack ein bisschen zu häufig.

„Und wie geht's dir? Du siehst müde aus", bemerkte Lena.

„War ein langer Tag gestern. Hast du mein Memo zum Hoehnbeck-Auftrag gelesen?"

„Ja."

„Ich muss mehr über den amerikanischen Journalisten wissen, diesen Alex Thompson. Kannst du mir kurzfristig ein Profil von ihm erstellen?"

„Geht klar."

In diesem Moment meldete sich Sebastian per Videoanruf. Miriam nickte ihrer Assistentin kurz zu und nahm das Gespräch entgegen. „Morgen, Sebastian."

„Hallo, Miriam. Alles okay bei dir? Du siehst müde aus."

Innerlich knirschte Miriam mit den Zähnen. *Das habe ich jetzt oft genug gehört. Kannst du nicht einfach mal anerkennen, was ich leiste?* Sie zwang sich zu einem Lächeln. „War eine kurze Nacht. Was gibt's?"

„Dieser Hoehnbeck-Auftrag …" Er verstummte.

„Ja?"

„Er bereitet mir Bauchschmerzen."

Das glaube ich gern, dachte Miriam. *So einen fetten Fisch hast du noch nie an Land gezogen. Nicht mal ansatzweise.* Sie setzte eine neutrale Miene auf und wartete ab.

„Wenn die bereit sind, solche Summen zu investieren, ist da garantiert eine Riesenschweinerei am Laufen."

„Natürlich, 209 Tote. Ich hatte dir die Fakten bereits geschrieben."

„Glaubst du wirklich, dass dieser Bergmann dir die ganze Wahrheit gesagt hat?"

Nein, dachte Miriam. *Ich glaube, dass Hoehnbeck nicht nur an dieser Stelle Mist gebaut hat. Aber das geht uns nichts an.* „Sebastian, was willst du von mir? Soll ich die Sache abblasen? Willst du eine Vervierfachung unseres Jahresumsatzes in den Wind schießen?"

Sebastian seufzte. „Ich hätte es nur gut gefunden, wenn du vorher mit mir gesprochen hättest."

Natürlich, damit am Ende du die Lorbeeren ernten kannst, dachte Miriam. Laut sagte sie: „Du weißt schon, dass ich befugt bin, einen solchen Abschluss auch allein zu tätigen?"

„Es geht hier nicht um irgendeine Befugnis", fauchte Sebastian, „es geht darum, dass ich meine Verantwortung für diese Firma wahrnehmen muss –"

„Ach, hältst du mich für verantwortungslos?", fiel Miriam ihm ins Wort.

Er seufzte und schüttelte den Kopf.

„Sebastian, was willst du?"

„Sei ... einfach vorsichtig, okay? Und lass uns das bitte gemeinsam angehen."

„Ich halte dich auf dem Laufenden, versprochen." Miriam konnte ihm ansehen, dass es nicht das war, was er hören wollte, aber Sebastian nickte. „Gut. Ich habe noch bis Mittwoch hier in London zu tun, dann komme ich für einige Tage nach Berlin."

„Wie du willst", erwiderte Miriam knapp.

„Bis dann. Ciao."

„Tschüss."

Sebastian beendete die Videoschalte.

Eine Weile starrte Miriam auf den Bildschirm, dann arbeitete sie weiter an der Hoehnbeck-Strategie.

Einige Zeit später schickte Lena ihr das Profil des Journalisten. Überrascht stellte Miriam fest, dass Alex Thompson einen Teil seiner Kindheit in Baden-Württemberg verbracht hatte. Er war vor 32 Jahren in Böblingen als Sohn einer deutschen Bürokauffrau und eines amerikanischen Marineinfanteristen zur Welt gekommen und bis zur sechsten Klasse in Deutschland zur Schule gegangen. Dann zog die Familie in die USA, lebte ein Jahr in Texas, bevor sie innerhalb von vier Jahren auf verschiedenen Militärbasen in Pakistan, Bahrain und Japan untergebracht war. Seinen Highschool-Abschluss machte Alex in Florida. Zu diesem Zeitpunkt trennten sich seine Eltern.

Er studierte zunächst Physik und dann Kreatives Schreiben. Seinen Lebensunterhalt verdiente er als Veranstaltungstechniker und Fotograf. Über diesen Job kam Alex mit verschiedenen Zeitungen in Kontakt und schrieb erste Artikel. Auf Vermittlung seines Vaters hin wurde er als Reporter in Afghanistan und Syrien eingesetzt. Seine kritischen Berichte kamen beim Militär jedoch nicht so gut an, was dazu führte, dass seine Karriere als *Embedded Journalist* endete. Er verlor die Genehmigung, das Kriegsgeschehen vor Ort beobachten zu können.

Letzteres hatte Alex Thompson aber nicht davon abgehalten, sich weiterhin an die gefährlichsten Orte der Welt zu begeben. Er hatte über Kindersoldaten in der Zentralafrikanischen Republik geschrieben, über somalische Piraten und die Hungersnot im Jemen. Seit zwei Monaten befand er sich nun in Indien, um dort zum Thema Kinderarbeit zu recherchieren. Er führte auch eine Art Reiseblog.

Miriam rief den neuesten Eintrag auf.

Meine Füße stecken bis zu den Knöcheln im Schlamm. Moskitos umschwirren mich, und vom aufgeblähten Kadaver einer ertrunkenen Ziege steigt ein penetranter Verwesungsgeruch auf.

Die Hälfte der ärmlichen Hütten des kleinen Dorfes hat der Monsun fortgespült. Eine Gestalt tritt aus einer halb zerstörten und notdürftig mit Plastikplanen geflickten Hütte und winkt mir fröhlich zu. Ich wate durch den Schlamm auf sie zu.

Bansa begrüßt mich mit einem strahlenden Lächeln. Er ist eine der beeindruckendsten Persönlichkeiten, die ich je kennenlernen durfte. Auf seinen Schultern lastet die Verantwortung für eine siebenköpfige Familie. Bis vor zwei Jahren arbeitete sein Vater als Hilfsarbeiter für Suraj Chemicals, einen Zulieferer der Hoehnbeck AG. Doch dann erlitt er einen schweren Arbeitsunfall und war fortan nicht mehr in der Lage, die Familie zu ernähren. Also übernahm Bansa den Job seines Vaters – für die Hälfte des ursprünglichen Lohns. Natürlich ist das ungerecht. Aber Bansa hat nicht die Spur einer Chance, sich zu beschweren, denn er ist erst zehn Jahre alt, und in Indien ist Kindern unter vierzehn Jahren die Arbeit in einer Fabrik verboten. Es gibt niemanden, an den er sich wenden und bei dem er sein Recht einklagen kann. Also arbeitet er im Schnitt zwölf Stunden am Tag unter miserablen Bedingungen. Nur sonntags hat er frei.

Bansa bietet mir den einzigen Stuhl im Raum an. Die Eltern und die drei jüngeren Schwestern hocken auf dem Boden. Bansas jüngster Bruder ist erst vier Monate alt und schläft im Arm seiner Mutter.

Er schenkt mir Tee ein und lächelt stolz, als ich das heiße Getränk lobe. Mir allerdings schnürt es die Kehle zu, als ich in die ausgezehrten Gesichter der Menschen blicke, die mich bewirten.

Hier auf dem Land ist das Kastensystem in den Köpfen der Menschen noch tief verankert. Bansas Familie gehört zur untersten Kaste, den sogenannten Unberührbaren. Mehr als 240 Millionen Menschen in Indien teilen dieses Schicksal mit der Familie. Damit sind sie in vielen Bereichen vom gesellschaftlichen Leben ausgeschlossen. Sie dürfen oftmals nur abgesondert von den übrigen Kasten wohnen, werden diskriminiert, belästigt, angegriffen. Doch niemand hat ein schlechtes Gewissen dabei, denn nach hinduistischem Verständnis ist das Kastenwesen eine natürliche Folge von Reinkarnation und Karma. Das heißt, jeder bekommt in diesem Leben das, was er sich durch sein Verhalten im vorherigen Leben verdient hat.

„Ich will, dass meine Schwestern zur Schule gehen können", erklärt Bansa. „Sie sollen lernen und einen richtigen Beruf finden. Und meine Eltern sollen niemals Hunger leiden."

Ich muss schlucken, denn die Mangelernährung ist der Familie deutlich anzusehen. Unwillkürlich wandert mein Blick zu dem aus einer Plastikplane bestehenden Fenster und schließlich hinaus zu den rauchenden Schornsteinen der Chemiefabrik. Die Aktien der Hoehnbeck AG sind im letzten Jahr um 14 Prozent gestiegen. Die letzte Dividendenausschüttung an die Aktionäre umfasste eine Gesamtsumme von 245 Millionen Euro.

Morgen werde ich mir die Fabrik genauer ansehen.

Miriam hielt inne und nagte an ihrer Unterlippe. Dieser Mann war gefährlich.

Sie widmete sich wieder Thompsons Profil und nahm sich die neuesten Informationen vor. Demnach hatte er der Fabrik tatsächlich einen Besuch abgestattet. Einen Tag später hatte sich dort die Explosion ereignet. Thompson hielt sich zu diesem Zeitpunkt nur hundert Meter entfernt von der Fabrik in Bansas Dorf auf. Die meisten Häuser konnten der Druckwelle nicht standhalten. Thompson wurde von Trümmerteilen getroffen und war wohl eine Zeit lang bewusstlos. Das wiederum führte dazu, dass er den giftigen Gasen ausgesetzt war, die sich nach der Explosion auf das umliegende Gebiet des Fabrikgeländes legten. Seine Lunge wurde ernsthaft in Mitleidenschaft gezogen. Einwohner fanden ihn und brachten ihn mit einem Lastenfahrrad ins nächste Provinzkrankenhaus. Das war jedoch vollkommen überfüllt, weshalb sie den nach Atem ringenden Verletzten in ein etwa hundert Kilometer entferntes Missionskrankenhaus bringen mussten.

An dieser Stelle endete Lenas Bericht.

Miriam rief die Webseite der Klinik auf. Sie tippte sich nachdenklich mit dem Zeigefinger an die Lippen. „Luis, kommst du mal?"

„Äh … ich?" Zögernd blickte ein hageres Gesicht mit einer imposanten Nase und unruhig blinzelnden Augen um die Ecke.

Es gab niemanden sonst in der Agentur, der Luis hieß. Aber Miriam verkniff sich den ironischen Kommentar, der ihr auf der Zunge lag. „Komm rein. Deine Expertise ist gefragt."

„Okay."

Miriam stand auf und bot dem schlaksigen jungen Mann mit dem blonden Pferdeschwanz ihren Bürostuhl an. „Setz dich."

Mit einem fahrigen Lächeln auf den Lippen nahm der IT-Spezialist Platz.

Sie schien ihn stets ein wenig nervös zu machen. Doch Miriam wusste nach wie vor nicht genau, ob es an der Tatsache lag, dass sie seine Dienstvorgesetzte war, oder schlicht und ergreifend daran, dass es sich bei ihr um eine Frau handelte. Wahrscheinlich spielten beide Umstände eine Rolle.

„Äh, worum geht's denn?", fragte Luis und linste zur ihr hinauf.

Miriam wies auf den Bildschirm. „Kannst du dich in das System dieser Missionsklinik hacken?"

„Na ja, im Grunde genommen schon …"

„Dann tu das bitte. Ich brauche die Krankenakte eines gewissen Alex Thompson."

„Also, äh … das entspricht nicht ganz den Regeln …"

„Luis, mach es einfach. Und sorg dafür, dass du keine Spuren hinterlässt."

Der junge Mann nickte, zog die Tastatur zu sich heran und begann, in rasender Geschwindigkeit Daten einzugeben.

Miriam holte sich einen frischen Kaffee. Ihr war ein wenig schwindlig. Vermutlich lag das am Schlafmangel.

Eine halbe Stunde später legte Luis ihr die Daten vor. Thompson hatte es schwer erwischt. Die Gehirnerschütterung und die Prellungen waren zu erwarten gewesen. Aber das Hauptproblem war, dass die Ärzte noch nicht genau sagen konnten, wie stark seine Lunge geschädigt war. Thompson bekam zusätzlichen Sauerstoff, weitere Untersuchungen standen noch aus. Ironischerweise bezog die Klinik die Sauerstoffflaschen von Suraj Chemicals, wie Miriam einer Randbemerkung entnehmen konnte. In Europa hätte man längst alle notwendigen Untersuchungen durchgeführt und den Mann vermutlich auf die Intensivstation verlegt. Aber dort unten liefen die Dinge anders. Und auch wenn es Thompson besser zu gehen schien – noch war nicht ausgemacht, ob er überleben würde.

Nach kurzem Zögern schrieb Miriam eine E-Mail an Bergmann, um ihm den aktuellen Informationsstand durchzugeben. Kaum hatte sie auf *Senden* geklickt, ergriff sie ein Gefühl, als würde ihr irgendetwas die Luft abschnüren. Wurde sie etwa krank?

Am besten, sie machte sich einen Tee. Als sie aufstand, packte sie ein so starker Schwindel, dass sie taumelte und sich am Schreibtisch festhalten musste, um nicht zu stürzen.

Lena lugte mit besorgtem Gesicht zur Tür herein. „O Gott, was ist los mit dir? Brauchst du Hilfe?"

„Alles bestens", erwiderte Miriam verärgert und scheuchte ihre Assistentin mit einer Handbewegung aus dem Raum.

Als hätte die abrupte Bewegung etwas in ihr ausgelöst, spürte sie plötzlich Übelkeit in sich aufsteigen. Sie wartete, bis Lena außer Sichtweite war, und taumelte dann aus dem Raum. Gerade noch rechtzeitig schaffte sie es auf die Toilette und übergab sich in die Kloschlüssel. Immer wieder würgte sie, bis nur noch galliger Schaum herauskam.

Mit zitternden Händen griff Miriam nach dem Klopapier, riss einige Blätter ab und wischte sich den Mund sauber. Nur mit Mühe gelang es ihr aufzustehen. Sie tastete sich bis zum Waschbecken vor und stellte das Wasser an. Ein leichenblasses Gesicht blickte ihr aus dem Spiegel entgegen.

Dann geschah etwas Merkwürdiges. Das Gesicht verschwamm vor ihren Augen. Miriam spürte, wie etwas Feuchtes über ihre Wangen rann. Ein Schluchzen brach sich in ihr Bahn. Sie konnte es nicht aufhalten.

Hastig wandte sie sich um und verschloss die Toilettentür. Ihr ganzer Körper bebte, und Miriam hatte keine Kontrolle darüber. Sie lehnte sich an die kalten Fliesen und sank dann schluchzend zu Boden. Ihr Brustkorb hob und senkte sich zitternd, Tränen strömten ihr über das Gesicht. Es gab nichts, was sie dagegen tun konnte.

Ein Geräusch drang zu ihr durch. Ein Klopfen und dann eine unsichere Stimme. „Miriam, bist du das? Ist was passiert?"

„Geh weg ...", stieß Miriam schluchzend hervor.

„Brauchst du Hilfe?"

„Geh weg!", schrie Miriam. „Lass mich in Ruhe!" Ein gequältes Geräusch entrang sich ihrer Brust. So sehr sie sich auch bemühte, sie konnte es nicht aufhalten. Vor ihren Augen flimmerte es. Das Licht zog seltsame Schlieren.

Sie rollte sich auf dem Boden zusammen, die Beine fest an den Körper gepresst.

Mit einem Mal hatte sie wieder das Gefühl, 13 Jahre alt zu sein.

Sie hockt auf dem Boden, die Knie fest umklammert. Ihr dünnes Kleid bietet keinen Schutz gegen die Kälte der beigefarbenen Fliesen. Ihre Hände zittern. „Es war nur eine Party", flüstert sie. „Nur eine Party!" Aber die Stimme in ihrem Kopf sagt etwas anderes. „Sünde!"

Ihr Magen zieht sich schmerzhaft zusammen. In die vertrauten Empfindungen von Furcht, Schuld und Scham mischt sich etwas Neues: Wut.

„Mach die Tür auf!"

„Nein!", schluchzt Miriam.

„Mach sofort auf!" Faustschläge hämmern gegen die Tür.

Ihr Blick fällt auf die spitze Nagelschere ihrer Mutter. Wie in Trance greift sie danach.

„Aufmachen!" Das Türblatt erzittert unter einem heftigen Aufprall.

Das Metall der Schere fühlt sich heiß an, als es in ihre Haut eindringt.

Krachend schlägt die Tür gegen die Fliesenwand. Große Hände greifen nach ihr.

Miriam versucht, sich zu wehren, schlägt wild um sich. Doch die Hände sind zu stark.

„Hör auf damit!", befiehlt ihr die tiefe Stimme. „Sieh mich an."

„Nein, lass mich!"

„SIEH MICH AN!"

Miriam blinzelte. Der Schatten war verschwunden. Verschwommen erkannte sie ein Gesicht über sich, dann ein Augenpaar, das sie verärgert und besorgt zugleich musterte.

„Oliver?"

„Was ist nur los mit dir?"

Schluchzend presste sie sich an seine Brust, beschmutzte sein Designerhemd mit Tränen und Nasenschleim.

Nach kurzem Zögern legte er die Arme um sie und strich ihr sanft über den Kopf. „So geht das nicht weiter", sagte er entschlossen. „Du musst ihn loswerden – endgültig."

Miriam schnaufte, was angesichts ihrer triefenden Nase nur noch mehr unschöne Flecken auf seinem Hemd hinterließ. „Oliver, er ist tot!", stieß sie bitter hervor.

„Aber in deinem Kopf spukt er weiter. Das muss ein Ende haben!"

Barbie und die Lumpenpuppe

Mit gemischten Gefühlen betrachtete Miriam das elegante Messingschild: *Karl-Breitenbach-Institut für cerebrale Traumatherapie.* In ihrem Nacken kribbelte es, als würden Tausende Augenpaare hinter ihr sie beobachten. Sie widerstand dem Impuls, sich umzusehen, und betrat das Gebäude.

Entschlossen ging sie auf den Empfang zu. Das Foyer war hell und elegant eingerichtet. Ihre Schritte hallten laut auf den glänzenden Marmorfliesen wider.

Im Nachhinein war es ihr peinlich, dass Oliver sie in diesem aufgelösten Zustand auf der Toilette vorgefunden hatte. Er war früher aus Südafrika zurückgekommen und hatte eigentlich geplant, sie überraschend zu einer Vernissage auszuführen. Stattdessen hatte er sie wie ein kleines Mädchen trösten müssen.

Miriam presste die Lippen zusammen. Er hatte vollkommen recht. Sie musste etwas tun.

„Guten Tag, ich habe einen Termin bei Dr. Martens."

Die junge Frau am Empfang lächelte höflich. „Ihr Name, bitte."

„Miriam Eckert."

„Sechste Etage, links."

„Danke."

Der Aufzug war ein Glaskubus, der sich in einem ebenfalls transparenten Schacht bewegte. Miriam ging ein Satz ihres Lieblingsprofessors aus Studienzeiten durch den Kopf. *Je durchsichtiger die Architektur eines Gebäudes, desto undurchsichtiger die Geschäfte, die dort getätigt werden.*

Inzwischen wusste sie aus eigener Erfahrung, dass an dieser simplen Formel durchaus etwas dran war. Aber hier ging es nicht um Geschäfte, sondern um ein medizinisches Forschungsprojekt, das ihr helfen würde, sich endlich von den Fesseln der Vergangenheit zu befreien.

Die Aufzugstür öffnete sich lautlos und Miriam trat ein. Sie drückte auf die Sechs. Der Kubus setzte sich sanft in Bewegung und beschleunigte dann.

Miriam hatte kein Vertrauen in die klassische Psychotherapie. Als junge Studentin hatte sie mehr als genug Zeit in den Behandlungsräumen diverser Psychotherapeuten verschwendet. Sie hatte weder die Zeit noch die Nerven, einen weiteren Versuch zu starten. Doch dieses völlig neuartige Konzept, von dem Oliver ihr berichtet hatte, versprach nicht nur schnelle und effektive Hilfe, es war im Grunde genommen auch eine Form von Selbstheilung – ein Ansatz, der Miriam sehr entgegenkam.

Spontan hatte sie Olivers Vorschlag zugestimmt. Er hatte daraufhin seine Kontakte spielen lassen und ihr kurzfristig einen Platz in einer gerade anlaufenden Studie verschafft.

Ein heller Glockenton kündigte an, dass Miriam ihr Ziel erreicht hatte.

Dr. Martens war ein groß gewachsener, hagerer Mann Mitte fünfzig. Er hatte eine verwahrloste Frisur, die gebeugte Haltung eines Mannes, für den die gängigen Türstöcke stets zu niedrig waren, und einen warmen Händedruck.

„Bitte setzen Sie sich."

Miriam nahm Platz und schlug ihre langen Beine übereinander. Normalerweise zog sie mit dieser Geste die Blicke der Männer auf sich, die ihr gegenübersaßen. Aber Dr. Martens war ganz auf den Bildschirm seines Rechners fokussiert, während er rasch ein paar Daten eingab. „Was wissen Sie über unser Programm?", fragte er schließlich.

„Im Wesentlichen, dass es absolut innovativ ist und sehr effektiv sein soll", erwiderte Miriam. „Zwei Eigenschaften, die mir sehr sympathisch sind."

Dr. Martens blickte sie über den Rand seiner Brille hinweg an. „Ihnen ist hoffentlich bewusst, dass Sie an einer Studie im Rahmen eines Forschungsprojekts teilnehmen?"

„Ja."

„Das bedeutet, hinsichtlich der Wirksamkeit können wir Ihnen keinerlei Versprechungen machen."

„Dessen bin ich mir bewusst."

„Gut." Er nickte. „Ich sehe, Sie haben den Onlinefragebogen schon ausgefüllt. Haben Sie innerhalb der letzten 24 Stunden Medikamente eingenommen, Alkohol getrunken oder irgendeine Form psychotroper Substanzen konsumiert?"

Miriam zögerte kurz, dann schüttelte sie den Kopf. Es war zwar erst knapp zwanzig Stunden her, dass sie ihre Schlaftabletten genommen hatte, aber auf die paar Stunden würde es wohl kaum ankommen.

„Okay. Dann unterzeichnen Sie bitte diese Einverständniserklärung."

Miriam überflog das Formular. Es enthielt die zu erwartenden Warnungen und Ausschlusskriterien. Sie war sich bewusst, dass eine Forschungsstudie immer auch ein gewisses Risiko barg. Aber sie war bereit, sich darauf einzulassen. Sie unterzeichnete und blickte wieder zu ihm auf. „Wie wird das Ganze ablaufen?"

Dr. Martens lehnte sich zurück und legte die Fingerspitzen aneinander. „Unser Ansatz der CTP, also der cerebralen Traumatherapie, geht zurück auf die Erforschung cerebraler Wirkungsmechanismen im Kontext traumatischer Erlebnisse. Während bei gesunden Probanden der Zugriff auf emotional besetzte Gedächtnisinhalte mit der Aktivierung limbischer Strukturen und inhibitorisch –"

Miriam hob die Hand. „Entschuldigung, könnten Sie das vielleicht kurz und knapp für eine interessierte Laiin zusammenfassen?“

„Äh …“, Dr. Martens fuhr sich mit einer Hand durch die wirren Haare, „selbstverständlich. Lassen Sie es mich einmal so ausdrücken: Traumatische Erlebnisse hinterlassen Spuren. Nicht nur psychisch, sondern auch hirnorganisch. Es kommt zu pathologisch veränderten neuronalen Organisations- und Verarbeitungsprozessen, die durch neuartige bildgebende Verfahren lokalisierbar sind. Diesen Umstand machen wir uns zunutze, indem wir durch eine zuvor im Blue-Brain simulierte gezielte elektrochemische Stimulation Flashbacks auslösen, die durch eine parallele Reizung des Cortex ins Bewusstsein des Probanden geholt und somit rational bearbeitet werden können.“

Miriam lächelte. „Interessant. Und jetzt erklären Sie das bitte noch mal Ihrer zehnjährigen Tochter.“

Der Mediziner runzelte irritiert die Stirn. „Aber ich habe doch gar keine –“

„Dr. Martens, schildern Sie den Vorgang so einfach wie möglich, und nehmen Sie dabei bitte ein paar Ungenauigkeiten in Kauf.“

„Äh, selbstverständlich.“ Er richtete sich auf und lächelte fahrig. „Sie sind hier, weil Sie in Ihrer Kindheit einige schlimme Erfahrungen machen mussten. Als Kind waren Sie damit völlig überfordert, und das hat Spuren hinterlassen.“

Miriam nickte.

Ermutigt fuhr der Mediziner fort: „Wir rufen gezielt Erinnerungen in Ihnen wach, um diese cerebral neu zu justieren. Oder anders formuliert: Wir schicken Ihr erwachsenes Ich zurück in die Vergangenheit, damit es Ihrem kindlichen Ich helfen kann, die schlimmen Erfahrungen zu bewältigen. In gewisser Weise können Sie somit Ihre eigene Vergangenheit umschreiben.“

„Vielen Dank, Herr Doktor. Das klingt verrückt, aber ... vielversprechend. Legen wir los."

„Äh, natürlich. Bitte schalten Sie Ihr Handy aus und legen Sie es zusammen mit Ihrem Schmuck und sonstigen Wertgegenständen in diese Kassette."

Miriam nahm ihre Ohrringe, die Kette, die ihr Oliver geschenkt hatte, und den Ring ihrer Mutter ab und legte alles in die Kassette.

Der Arzt verschloss diese sorgfältig und führte Miriam in einen Raum, der mit medizinischen Gerätschaften vollgestopft war. In der Mitte stand eine futuristisch aussehende Röhre, die eine entfernte Ähnlichkeit mit einem Computertomografen hatte. Eine Arzthelferin breitete ein großes Papiertuch auf der Liege aus.

„Bitte nehmen Sie Platz." Dr. Martens deutete auf die Liege.

Miriam tat wie geheißen, während der Arzt eine Spritze aufzog.

„Was ist das?"

„Bildlich gesprochen ist das der Treibstoff für Ihre Zeitmaschine."

Miriam betrachtete die Spritze skeptisch. „Und medizinisch gesprochen?"

„Ein Medikamentencocktail aus Sedativa und Stimulanzien zur Manipulation von Neurotransmittern." Er desinfizierte Miriams Armbeuge und spritzte die durchsichtige Flüssigkeit in ihre Vene.

„Bleiben Sie ganz ruhig liegen. Im Apparat ist es ein wenig eng. Sollten Sie merken, dass Sie klaustrophobisch werden, geben Sie uns bitte Bescheid." Die Arzthelferin lächelte ihr zu und betätigte einen Knopf.

Langsam wurde Miriam in die seltsame Röhre geschoben. *Auf was habe ich mich da nur eingelassen?,* dachte sie, während ihr die Augen zufielen. *Das wird niemals funktionieren.*

Eine wohlige Wärme durchströmte ihren Körper. Dann drang ihr ein seltsam vertrauter Geruch in die Nase, der einen Hauch von Zitrone mit sich trug. Um sie herum war es dunkel. Obwohl sie nichts als graue Schemen erkennen konnte, spürte sie die erdrückende Enge naher Wände. Sie wollte gerade danach tasten, als ihr einfiel, dass sie sich nicht bewegen durfte.

„Du bist voll hässlich!", drang plötzlich eine kindliche Stimme an ihr Ohr.

„Warum?", fragte eine sehr ähnliche Stimme zurück.

„Weil ... deine Nase ist voll platt, du hast kurze Stummelbeine und deine Haare sind strubbelig. *Ich* hab eine niedliche Stupsnase, lange schöne Beine und glattes, glänzendes Haar."

Irritiert runzelte Miriam die Stirn. Der kindliche Dialog erschien ihr etwas skurril.

„Aha", erwiderte die erste Stimme. „Also bin ich hässlich, weil ich anders aussehe als du?"

„Nee, du bist hässlich, weil du hässlich bist. Und ich bin wunderschön, und alle haben mich lieb."

„Ach so, und woher weißt du das?"

„Weil ich viel öfterer gekauft werde als du. Mich gibt's eine Million Mal, aber dich nicht. Dich kann man ja gar nicht kaufen."

„Stimmt. Mich gibt's nur einmal."

„Siehste!"

Miriam stellte fest, dass sie nicht mehr lag. Aus irgendeinem Grund befand sie sich in einer sitzenden Position. Und die weiche Unterlage, auf der sie gelegen hatte, schien nun über ihr zu sein. Zumindest berührte irgendetwas Flauschiges ihre Haare.

„Na und? Ist doch viel besser", meldete sich wieder die zweite Stimme zu Wort.

„Was ist besser?"

„Na, dass es mich nur einmal gibt. Außerdem müssen mich auch gar nicht Millionen Menschen lieben. Mir reicht ein einziger."

„Ach, und wer soll das sein?"

„Jonna natürlich."

„Quatsch, die liebt mich auch viel doller als dich, außerdem will sie nicht mehr Jonna genannt werden."

„Von mir schon. Und mich nimmt sie immer zum Kuscheln. Du bist ihr nämlich viel zu hart."

„Na und? Lieber hart und schön als weich und hässlich."

Miriam beschloss, dass es an der Zeit war, die ärztlichen Anweisungen zu ignorieren. Sie streckte die Arme aus und stieß mit den Händen an eine harte Platte. Es knarrte leise, dann entstand ein Lichtspalt. Miriam erkannte Jacken und Hosen, die über ihr hingen, und neben ihr stapelte sich zusammengelegte Mädchenunterwäsche. Sie befand sich nicht mehr in diesem seltsamen Apparat, sondern in einem Kleiderschrank!

„Außerdem bist du voll peinlich. Nie, nie, niiiemals würde sie dich zu ihren Freundinnen mitnehmen!"

Miriam öffnete den Spalt ein Stück weiter und erkannte ein kleines rothaariges Mädchen, das auf dem Boden saß. In der rechten Hand hielt es eine Barbiepuppe, in der linken eine offensichtlich selbst genähte, zerschlissene Stoffpuppe. Die Kleine war vollkommen in ihr Spiel versunken, das offenbar aus einer heißen Diskussion ihrer beiden Puppen bestand.

Mit offenem Mund starrte Miriam auf die Szenerie. Erinnerungen strömten auf sie ein. Sie kannte dieses Zimmer mit dem blauen Teppich, den gelb gestrichenen Wänden und dem großen Kleiderschrank mit der verspiegelten Tür. Das war ihr Kinderzimmer! Der zitronige Geruch stammte von dem Weichspüler, den ihre Mutter immer verwendet hatte. Und das kleine rothaarige Mädchen war ... sie selbst!

Miriam stieg unbemerkt aus dem Schrank.

„Aber wenn Jonna traurig ist, dann nimmt sie mich ganz fest in den Arm. Weil ich sie nämlich trösten kann", ließ das Mädchen die Lumpenpuppe sagen.

Jonna, erinnerte sich Miriam. So hatte sie sich selbst genannt, als sie zwei Jahre alt gewesen war. Der Spitzname war entstanden, weil sie eigentlich Miriam-Johanna hieß. Da dies für eine Kleinkindzunge aber zu schwer auszusprechen war, wurde Jonna daraus.

Verrückt – das hatte sie vollkommen vergessen. Behutsam trat Miriam näher an das spielende Kind heran. Ihr jüngeres Ich war offenbar so selbstversunken, dass es davon nichts mitzubekommen schien.

Sie kniete sich hinter das Mädchen und legte ihm eine Hand auf die Schulter. Zumindest wollte sie das tun. Stattdessen musste sie feststellen, dass ihre Finger mit einem Mal an Substanz verloren. Erschrocken keuchte sie auf. Ihre Hand glitt durch den Körper des Kindes hindurch, als wäre sie eine Art Holografie.

Miriam zuckte zurück und betrachtete ihre Hände. Sie sahen vollkommen normal aus und gehorchten jedem Bewegungsimpuls, aber als sie versuchte, sich selbst zu berühren, drangen die Finger ihrer rechten Hand durch ihre linke Handfläche, als bestünde sie aus Luft. Miriam stieß einen erstickten Schrei aus.

Das Kind blieb vollkommen ungerührt. Die Barbie mit ihren langen Beinen verpasste der Lumpenpuppe einen Tritt und schleuderte sie gegen den Kleiderschrank. „Halt doch die Klappe, du blödes Babyspielzeug!"

Irgendetwas schien hier nicht richtig zu funktionieren. Sollte sie nicht zu den traumatischen Erlebnissen ihrer Kindheit zurückreisen? Das hatte offenbar nicht geklappt. Und war es nicht das Ziel, dass sie Einfluss auf ihr kindliches Ich nehmen konnte? Wie sollte das gehen, wenn die Kleine sie gar nicht bemerkte?

„Hey, hörst du mich?", fragte Miriam.

Das Mädchen nahm eine rosafarbene Spielzeugbürste zur Hand und begann, das Haar der Barbiepuppe zu kämmen.

„Miri, kannst du mich hören?“, schrie Miriam in das Ohr ihres jüngeren Ichs.

Die Kleine stand unvermittelt auf und durchdrang Miriams substanzlose Gestalt.

Schwindel packte Miriam, es flimmerte vor ihren Augen, dann wurde alles schwarz.

Die zweite Stimme

„Ich seh aus wie eine Prinzessin“, drang eine kindliche Stimme durch den Nebel, der Miriam umfangen hielt.

Der Schwindel legte sich schon bald wieder, aber die Finsternis wollte nur langsam weichen. „Kann schon sein“, erwiderte eine zweite Stimme und gähnte herzhaft. „Auf jeden Fall bist du eine müde Prinzessin. Es ist schon voll spät.“

Miriam versuchte, ihre Benommenheit abzuschütteln. Es hörte sich so an, als würden sich zwei Mädchen unterhalten. Aber ihre Stimmenfarben waren einander zum Verwechseln ähnlich. Führte da jemand Selbstgespräche?

Ein Rascheln war zu vernehmen, untermalt vom leisen Ticken einer Wanduhr. Langsam begann Miriam, schemenhaft ihre Umgebung zu erkennen.

„Diesmal wird Esther ganz schön staunen, wenn ich auch als Prinzessin zur Faschingsfeier komme“, meldete sich die erste Stimme zu Wort.

„Wieso Esther?“, nuschelte die zweite Stimme müde. „Was hat das denn mit Esther zu tun?“

Miriam gewöhnte sich an das Dämmerlicht und erkannte im fahlen Licht des Mondes ihr Spiegelbild. Sie war neun Jahre alt und drückte ein glitzerndes Kleid an sich.

„Weil Esther beim letzten Mal die ganze Zeit gegackert und gesagt hat, ich soll endlich mal ein Ei legen“, vernahm Miriam eine wütende Mädchenstimme. Allerdings war nicht die leiseste Spur einer Lippenbewegung bei ihrem jüngeren Ich auszumachen.

„Das lag wahrscheinlich daran, dass du als Huhn verkleidet warst“, bemerkte die zweite Stimme.

Und wieder hatte die Kleine den Mund nicht geöffnet. Stumm stand sie da und betrachtete fasziniert ihr Spiegelbild.

Allmählich dämmerte Miriam, was hier gerade geschah. Sie befand sich im Kopf ihres jüngeren Ichs und lauschte seinen Gedanken.

„Quatsch“, fauchte die erste Stimme. „Esther hält sich für was Besseres. Die hat sich die ganze Zeit über mich lustig gemacht.“

„Kann schon sein. Aber das ist doch eigentlich voll unwichtig“, erwiderte die zweite Stimme gelangweilt.

Das Mondlicht ließ das Kleid silbern funkeln. Miriam vernahm ein Geräusch, und im selben Moment erinnerte sie sich, in welcher Situation aus ihrer Kindheit sie sich gerade befand. „Du musst das Kleid verstecken, schnell!“, zischte sie.

„Wieso?“, erwiderte eine irritierte Kinderstimme.

Unglaublich! Die Kleine reagierte auf sie! *Es funktioniert!*, schoss es Miriam durch den Kopf. *Es funktioniert tatsächlich. Ich kann meine eigene Geschichte umschreiben!* Ein weiteres Geräusch ließ sie innerlich zusammenzucken. Es war das charakteristische Knarzen der Dielen im Flur vor ihrem Zimmer. „Pack es zurück in den Schrank, schnell! *Er* kommt!“

Miriam sah, wie das Mädchen vor Furcht erstarrte. Sie versuchte, die Kontrolle über den Körper ihres jüngeren Ichs zu gewinnen, doch es gelang ihr nicht. Es schien, als wäre die Kleine zu Eis erstarrt.

Die Türklinke wurde heruntergedrückt. Miriam fuhr herum.

Die Tür öffnete sich mit leisem Quietschen. Ein riesiger Schatten erschien im Türrahmen. „Was machst du da?“, fragte eine harte Stimme.

Ein eisiger Schauer lief ihr über den Rücken.

Der Schatten kam näher.

Schwindel überkam Miriam, und erneut wurde alles schwarz.

Sie konnte nicht sagen, wie lange die Dunkelheit sie umfangen hielt, doch schließlich war ein leises Schluchzen zu vernehmen. Ihr eigenes Schluchzen.

Miriam stellte fest, dass sie auf dem Bauch lag, eingehüllt in ihre Bettdecke, die sie sich über den Kopf gezogen hatte. In der rechten Hand hielt sie eine Taschenlampe. Vor ihr auf dem Kopfkissen lag ein aufgeschlagenes Buch, doch sie konnte weder die Bilder noch die Buchstaben erkennen. Ihr Blick war verschleiert.

Mit einem Mal waren die Erinnerungen an den vorangegangenen Abend wieder da; ganz frisch hatten sie ihren Abdruck in der Seele ihres neunjährigen Ichs hinterlassen.

„Du hast mich sehr enttäuscht, Miriam-Johanna." Papas Gesicht ist ganz ernst. „Ich habe dir doch erklärt, welche Gefahren in diesem heidnischen Fest liegen. Du weißt, dass Eitelkeit Sünde ist, und du weißt, dass ausgelassenes Feiern die Zügellosigkeit weckt und Tanzen der Wollust Tür und Tor öffnet."

Miriam hat vergessen, was diese Worte wirklich bedeuten; sie weiß nur, dass es etwas sehr, sehr Schlimmes ist. Stumm senkt sie den Kopf.

„Am schlimmsten ist aber, dass ich dir nie wieder vertrauen kann. Denn wer einmal lügt, dem glaubt man nicht ... Das weißt du doch, oder?"

Tränen steigen ihr in die Augen.

„Es ist schon schlimm genug, dass du mich hintergangen hast. Aber hast du wirklich geglaubt, du könntest dein Tun vor Gott verbergen?"

Stumm schüttelt sie den Kopf.

„Dann hast du also bewusst im Angesicht Gottes gesündigt?" Die Stirn ihres Vaters legt sich in tiefe Falten.

„Nein ... ich ..." Miriam schluchzt auf.

„Ich möchte dich nicht schlagen, Miriam-Johanna, aber du siehst doch ein, dass ich dich bestrafen muss?"

Mit einem Kloß im Hals nickt sie langsam. Ihre Muskeln bewegen sich wie von selbst, und sie kommt sich vor wie ein Roboter.

Papa steht auf, nimmt das Kleid in seine großen Hände und zerreißt es. Die rohe Gewalt, mit der er das tut, lässt Miriam ängstlich zusammenzucken. Pailletten fliegen durch die Luft und prasseln zu Boden. Papa wirft die Stofffetzen auf die Dielen und tritt mit seinen Pantoffeln darauf. „Du wirst morgen ohne Verkleidung in die Schule gehen und deiner Lehrerin erklären, warum du ab heute nie wieder an einer Faschingsfeier teilnehmen wirst."

Panik steigt in Miriam auf, aber der Roboter in ihr lässt sie abermals nur schweigend nicken.

„Wasch dir das Gesicht, und bitte den Herrn um Vergebung", sagt Papa noch, dann verlässt er den Raum.

Am Faschingsmorgen hatte Miriam so schlimme Bauchschmerzen gehabt, dass Mama sie krankgemeldet hatte. Als Papa nach Hause gekommen war, hatte er doll mit Mama geschimpft. Miriam hatte er nur angesehen. Er hatte nichts gesagt, aber in diesem Moment hatte sie sich so widerwärtig gefühlt wie eine tote Ratte. Schweigend war sie in ihrem Zimmer verschwunden.

Nun lag sie unter der Bettdecke und versuchte, sich irgendwie selbst zu trösten.

„Er ist eigentlich nicht so", drang eine flüsternde Stimme in ihr Bewusstsein. „Er ist ganz anders!"

Eine kleine Hand wischte die Tränen aus ihren Augen und strich sanft über das aufgeschlagene Buch. Es schien viel benutzt zu werden und war schon ganz abgegriffen. Auf den dicken Pappseiten waren bunte Bilder zu sehen.

Etwas kitzelte in ihrer Nase, und Miriam schniefte. Das Bild vor ihr zeigte einen bärtigen Mann, der von einer Kinderschar umringt war. Er lächelte warmherzig. Eines der Kinder saß auf seinem Schoß, ein anderes schmiegte sich vertrauensvoll an ihn. Unter dem Bild stand: Jesus segnet die Kinder.

Sie spürte, wie etwas in ihr sich vorstellen wollte, sie wäre eines der Kinder, die sich dort um den Mann drängten, und für einen Moment empfand sie Frieden. Aber dann veränderte sich etwas. Die gemalten Augen des freundlichen Jesus verloren ihren lebendigen Glanz; sie wurden zu braunen Farbklecksen auf weißem Papier. Sein Lächeln wurde starr und leblos.

„Hör auf, dich selbst zu täuschen", sagte Miriam zu ihrem jüngeren Ich. „Das ist alles nicht echt! Das ist nur ein Märchen!"

„Nein!", widersprach eine leise Stimme. Doch sie war kaum mehr als ein Hauch. Es war nicht schwer, sie zu übertönen.

„Los, schlag die erste Seite auf!", befahl Miriam der Kleinen. „Die allererste Seite! Du weißt schon, welche."

„Ich will nicht!", jammerte das Mädchen.

„Schlag sie auf!", wiederholte Miriam.

Zitternd blätterte die Kinderhand eine Pappseite nach der anderen um. Auf der ersten Seite stand in gedruckten schwarzen Lettern: *Meine erste Kinderbibel* und darunter in blauer, schön geschwungener Schrift: *Von Papa.*

„Verstehst du jetzt?", fragte Miriam in das keuchende Atmen der Kleinen hinein. „Es ist alles eine Lüge!"

„Nein", wisperte eine unendlich leise Stimme.

„Hör nicht mehr auf seine Lügen! Befrei dich von ihnen."

Das Mädchen schlug die Bettdecke beiseite.

„Befrei dich!", rief Miriam. Und im selben Moment schleuderte ihr jüngeres Ich die Kinderbibel an die Wand.

Die Stille, die darauf folgte, war ohrenbetäubend. Die Kleine starrte voller Trotz und Furcht zur Tür und wartete darauf, dass der Schatten zurückkehren und seine Macht demonstrieren würde, doch nichts geschah. Alles blieb ruhig. Die Uhr an der Wand tickte weiter, als wäre nichts geschehen.

„Gut gemacht!", sagte Miriam, dann packte sie der Schwindel. Die Umgebung verschwamm vor ihren Augen. Ein grelles Licht presste sich zwischen ihre flatternden Augenlider.

„Hallo, Frau Eckert?“ Jemand tätschelte ihre Wange. „Frau Eckert, können Sie mich hören?“

Miriam blinzelte.

„Gott sei Dank“, hörte sie jemanden flüstern.

„Frau Eckert?“ Ein bärtiges Gesicht schob sich in ihr Blickfeld. „Bitte sehen Sie mich an.“

Miriam richtete ihren Blick auf den Arzt. Er wirkte blass, und ein Schweißtropfen perlte von seiner Nase. „Wissen Sie, wer ich bin?“

„Natürlich. Was ist denn los, Dr. Martens?“

Jemand stieß einen erleichterten Seufzer aus, und der Mediziner lächelte.

„Welchen Tag haben wir heute?“

Miriam spürte einen unangenehmen Geschmack im Mund. Als sie versuchte, sich aufzurichten, wurde ihr übel.

„Welcher Tag ist heute?“

„Donnerstag. Meine Güte, was ist denn los?“

„Sehen Sie mich bitte an“, wiederholte der Arzt. „Sehen Sie meine Hand? Wie viele Finger halte ich hoch?“

„Drei“, schnaufte Miriam genervt. „Würden Sie jetzt bitte damit aufhören, mich wie ein Kleinkind zu behandeln?“ Sie wollte aufstehen, stellte aber fest, dass man sie an der Liege fixiert hatte. „Was soll das? Binden Sie mich sofort los!“

„Äh, ja natürlich. Selbstverständlich.“ Mit fliegenden Fingern löste die Arzthelferin die Schnallen um Miriams Hand- und Fußgelenke.

„Warum haben Sie mich überhaupt festgebunden?“, herrschte Miriam den Arzt an.

„Es gab ein paar Komplikationen, aber das ist kein Grund zur Beunruhigung –“

„Ich bin nicht beunruhigt, ich bin stinksauer!“, unterbrach Miriam ihn. „Sie können mich doch nicht einfach an der Liege festschnallen wie eine Geisteskranke!“

„Das war nur zu Ihrem eigenen Schutz“, erwiderte Dr. Martens mit zerknittertem Lächeln. „Es tut mir schrecklich leid, dass wir heute einen kleinen Rückschlag hinnehmen mussten …“

„Was für einen Rückschlag?“, fragte Miriam, plötzlich hellhörig.

„Nun ja, es hat leider nicht funktioniert. Manche Probanden verarbeiten die Dopamin-Agonisten nicht wie gewünscht und –“

„Was reden Sie denn da?“ Miriam schüttelte genervt den Kopf. „Es hat funktioniert! Ich bin in die Vergangenheit zurückgereist, genau wie sie es gesagt haben! Es waren nicht unbedingt die Situationen, die ich erwartet hatte, aber ich konnte Einfluss auf mein kindliches Ich nehmen.“

„Das ist höchst interessant!“, erwiderte Dr. Martens.

„Das ist unmöglich!“, entfuhr es der Arzthelferin im selben Moment. „Wir haben doch vorzeitig –“

Dr. Martens’ eisiger Blick brachte sie zum Schweigen.

Miriam sah vom bleichen Gesicht der Frau zu dem nervös lächelnden Mediziner. „Was genau ist passiert?“

„Sie hatten einen Krampfanfall“, erklärte der Mann rasch. „Genau genommen mehrere Krampfanfälle, deshalb mussten wir den Vorgang abbrechen und sie zu Ihrer eigenen Sicherheit fixieren.“ Er räusperte sich. „Wir ziehen Ihnen jetzt die Infusionsnadel.“

Abbrechen? Miriam starrte ihn verwirrt an. Dann bemerkte sie hinter dem weißen Kittel eine rasche Bewegung, die sie ablenkte.

„Und Ihnen geht es wirklich gut?“, hakte Dr. Martens nach.

Die Arzthelferin machte sich eifrig an Miriams Arm zu schaffen, ganz offensichtlich froh, etwas tun zu können.

„Ja“, antwortete Miriam knapp, denn wieder hatte sich hinter Dr. Martens etwas bewegt. Sie rutschte auf der Liege ein Stück zur Seite, um eine bessere Sicht zu haben.

„Bitte still halten“, ermahnte sie die Arzthelferin.

„Sehr schön“, sagte Dr. Martens, wandte sich zur Seite und gab ein paar Daten in seinen Rechner sein.

Miriam erstarrte. Das konnte doch nicht wahr sein! Sie kniff die Augen zusammen und öffnete sie wieder.

Dort hinter dem Stuhl des Arztes stand ein kleines rothaariges Mädchen. Es hatte beide Hände in die Hosentaschen gesteckt und betrachtete aufmerksam einen in bunten Farben gezeichneten Querschnitt durch das menschliche Rückenmark, der an der Wand hing.

„Alles okay?“, fragte Dr. Martens. Die Kleine spazierte an seinem Schreibtisch vorbei und ging hinüber zum Fenster. Der Arzt zuckte nicht mit der Wimper, obwohl es vollkommen unmöglich war, das Kind zu übersehen.

„Alles bestens“, erwiderte Miriam.

Dr. Martens runzelte die Stirn, fuhr dann aber fort: „Wenn irgendetwas Ungewöhnliches passiert, geben Sie uns bitte umgehend Bescheid.“

„Was genau meinen Sie mit ... ungewöhnlich?“

„Starke Kopfschmerzen, Blitze vor den Augen, Flashbacks.“

Miriam nickte. „Verstehe. Ich gebe Ihnen Bescheid.“

Das Mädchen drückte die Nase ans Fenster und sah einem Eichhörnchen hinterher, das blitzschnell die große Kastanie vor dem Gebäude emporkletterte. Dann wandte es sich grinsend um. „Voll niedlich!“

Niemand reagierte.

Miriam starrte das Kind an. Es war ohne jede Frage das Mädchen, das sie gerade eben noch im Spiegel gesehen hatte – dieselbe blasse Haut, die langen roten Haare, die zu zwei Zöpfen geflochten waren, und die grünen Augen, die neugierig in die Welt hinausblickten. Ihr jüngeres Ich war irgendwie aus Miriams Synapsen geschlüpft und spazierte nun in der realen Welt herum.

„Verschwinde", raunte Miriam heiser.

Die Kleine reagierte nicht, stattdessen meinte die Arzthelferin pikiert: „Ich bin ja schon fertig, Frau Eckert."

„Gut." Dr. Martens tippte erneut etwas in den Computer. „Ich schlage vor, dass Sie sich für eine weitere Stunde in unseren Ruheraum begeben, damit wir sichergehen können –"

„Ich möchte lieber sofort gehen!", erwiderte Miriam hastig und stand auf. Ein leichtes Schwindelgefühl packte sie, aber es gelang ihr, sich nichts anmerken zu lassen.

„Wir können Sie selbstverständlich nicht gegen Ihren Willen hier festhalten, aber –"

„Dann ist ja alles geklärt", unterbrach Miriam ihn.

„Äh, nun gut ... Wir sehen uns dann in drei Tagen wieder, zur nächsten Sitzung."

„Alles klar. Auf Wiedersehen!" Miriam hastete aus dem Raum und schloss die Tür hinter sich. Ein wenig zu ruppig, wie ihr gleich darauf auffiel. Denn der Knall hallte über den gesamten Flur.

Sie eilte die Treppen hinunter, spurtete durch das Foyer und hinaus auf die Straße. Dort sah sie sich sorgfältig um. Niemand war ihr gefolgt. Weit und breit war kein rothaariges Mädchen zu sehen.

Erleichtert stieß Miriam die Luft aus und winkte ein Taxi heran. Sie riss die Tür auf, noch bevor der Wagen zum Stehen gekommen war, und schlüpfte hinein.

„Tachchen. Wohin soll's jehn?", fragte der Fahrer, ein gemütlicher Mittvierziger mit imposantem Schnurbart.

„Fahren Sie einfach los!"

Der Mann zuckte die Achseln und gab Gas.

Erleichtert ließ sich Miriam in den Sitz sinken – und stieß gleich darauf einen erschrockenen Schrei aus: Neben ihr saß ein kleines rothaariges Mädchen, baumelte mit den Füßen und fragte: „Und was machen wir jetzt?"

Sneakers und ein verschollener Patient

Entsetzt starrte Miriam die Kleine an.

Das Mädchen lächelte erwartungsvoll, spielte mit seinen Zöpfen und wickelte sich eine Haarsträhne um den rechten Zeigefinger.

Miriam schluckte trocken. „Wer ... wer bist du?“

„Jonna“, erwiderte die Kleine.

„Manfred Kowalski“, antwortete der Taxifahrer. „Aba Sie könn’ ma ooch Manne nennen.“

„Jonna“, stieß Miriam krächzend hervor.

„Nee, Manne“, brummte der Taxifahrer. „Ham Se sich schon überlegt, wohin Se wolln?“

„Was willst du von mir?“, fuhr Miriam die Kleine an.

„Ick will jarnischt von Ihnen, Sie wolln watt von mir“, erwiderte der Taxifahrer freundlich. „Sonst wärn Se vamutlich nich bei mir einjestiegen.“

„Mit Ihnen rede ich nicht!“, fauchte Miriam.

„Is ja jut“, sagte der Mann beschwichtigend. „War vielleischt ’n bisschen voreilich von mir, aba da wir nur zu zweet sind, hab ick rückjeschlossen, dass Se mit mir quatschn.“

„Sind Sie sicher?“

„Öh, watt jetze? Dass ick dit jedacht hab oda –“

„Dass wir allein sind!“

„Eener sitzt vorn, eener hinten – macht zusammen zwee! Andas ausjedrückt: Wir sind alleene.“

„Ich finde es voll schön, dass du dich an mich erinnert hast“, sagte das Mädchen.

Schwindel packte Miriam, und sie vernahm ein seltsames Rauschen in den Ohren. „Halten Sie bitte dort drüben“, wies sie den Taxifahrer an.

„Sie wissen schon, dass Se grad erst einjestiegen sind?“

„Halten Sie bitte!“

„Ham Se etwa Angst vor mir? Brauchn Se wirklich nich. Ick bin echt ’n friedlicha Jeselle.“

„Ich will aussteigen! Sofort!“

„Schon jut.“ Der Fahrer bremste. „Er warf einen Blick auf den Taxameter. „Weil Sie’s sind, mach ick ’ne Kurzstrecke draus. Dit macht dann sechs Euro.“

Miriam drückte dem Mann einen Zwanziger in die Hand und schnallte sich ab. Manfred Kowalski kramte umständlich seine Kasse hervor.

Sie öffnete die Tür.

„Nu wartn Se doch ’n Oojenblick. Ick hab’s ja gleich.“

„Stimmt so!“, rief Miriam und hastete, so schnell es ihre High Heels zuließen, die Straße entlang.

„Echt jetze?“, rief er ihr hinterher.

Miriam ignorierte ihn und eilte weiter. In etwa achtzig Metern Entfernung sah sie die Leuchtreklame der Schönhauser Allee Arcaden. In diesem Moment erschienen sie ihr wie eine rettende Festung. Instinktiv hetzte sie auf das Bollwerk der Normalität zu, einen Ort, an dem es Markenklamotten, Handys, billiges Essen, Familien mit quengelnden Kindern, gestresste Kunden und genervte Verkäufer gab – die wimmelnde Wirklichkeit des realen Lebens und keine rothaarigen Mädchen, die nur in ihrer Fantasie existierten.

Miriam stürmte an einer Gruppe Jugendlicher vorbei, die verdutzt von ihren Handys aufblickten. Sie wich einer schlanken Frau mit prall gefüllten Einkaufstaschen aus und spurtete in Richtung Rolltreppe. Erst als sie sich auf dem Weg in den ersten Stock befand, wagte sie es, sich umzusehen. Nirgendwo war das Mädchen mit den roten Zöpfen zu sehen. Erleichtert stieß sie die Luft aus.

Sie ließ sich vom Strom der Menschen treiben, ging in verschiedene Geschäfte und kaufte ein paar Kleinigkeiten. Dabei sah sie sich ständig um. Als sie auch nach über einer Stunde kein Mädchen mit roten Zöpfen erblickte, registrierte Miriam, dass der Spuk offenbar ein Ende gefunden hatte.

Sie atmete tief durch und spürte, wie die Anspannung von ihr abfiel. Erst jetzt bemerkte sie ihre schmerzenden Füße und den mittlerweile erkalteten Schweiß auf ihrem Körper. Kurz erwog sie, sich zu Hause umzuziehen und noch einmal ins Büro zu fahren. Doch dann verwarf sie den Gedanken. Sie hatte sich den Nachmittag frei genommen, niemand rechnete mit ihr. Und eine kleine Auszeit würde ihr sicher guttun.

Aus den Augenwinkeln sah sie das Logo eines Schuhladens und beschloss, dass es an der Zeit war, sich etwas zu gönnen.

Es war bereits eine große Wohltat für sie, die Schuhe auszuziehen und die Zehen zu strecken. Barfuß stand sie vor dem Regal und ließ den Blick prüfend über die neuesten Modelle gleiten.

Etwa eineinhalb Stunden später schlenderte sie mit einem neuen Paar hübscher Sneakers in der Einkaufstasche und einem Becher Cappuccino in der Hand durch die Mall. Ihr Blick fiel auf ein Dessous-Geschäft, und sie erwog, auch Oliver eine kleine Überraschung zu gönnen, als ihr Handy klingelte.

„Äh ... hallo, hier ist Luis ... von der IT."

„Ich weiß, wer du bist, Luis. Was gibt's?"

„Na ja, ich sollte mich doch melden, wenn ich was Neues aus dieser Missionsklinik höre ..."

„Ja, und?"

„Er ist weg."

„Wie bitte?"

„Alex Thompson hat das Krankenhaus verlassen."

„Was? Jetzt schon? Bei diesen Verletzungen?“

„Na ja, das ist ja das Problem, er wurde noch gar nicht entlassen.“

„Ach Luis, jetzt lass dir doch nicht alles aus der Nase ziehen! Was genau ist passiert?“

„Okay ... Also, ich habe Almighty Octopus in das Netzwerk des Krankenhauses eingeschleust. Das ist eigentlich ein Open-Source-Projekt einiger Hacker, mit dem die Funktionsweise der *Computer Network Exploitation* des GCHQ, also des *Government Communications Headquarters* nachgebaut werden sollte, um die Machenschaften der britischen Regierung offenzulegen und –“

„Luis“, Miriam rollte mit den Augen, „verschon mich mit den technischen Details und erklär mir, was in diesem Krankenhaus passiert ist.“

„Äh, klar ... Also, so wie ich das verstanden habe, meldete sich die örtlich zuständige Polizeidirektion im Krankenhaus, um Thompson wegen der Explosion zu befragen. Gleich darauf tauchten sechs Polizisten auf. Die Stationsschwester teilte ihnen mit, in welchem Raum sich der Patient befand, begleitete sie aber nicht dorthin, da zeitgleich ein Alarm losging, um den sie sich kümmern musste ...“

„Moment, was für ein Alarm?“

„Herzstillstand bei einem anderen Patienten. Es stellte sich allerdings relativ schnell heraus, dass es sich um einen Fehlalarm handelte. Als die Schwester nach Thompson sehen wollte, erwartete sie dort einer der Polizisten. Er teilte ihr mit, dass Thompson nicht im Raum gewesen sei und seine Polizeikollegen nun die Klinik absuchen würden. Das wunderte die Schwester sehr, da ihr Patient bislang nicht mal in der Lage gewesen war, ohne Hilfe auf die Toilette zu gehen. Etwas später beendete die Polizei die Suche erfolglos.“

„Und?“, hakte Miriam nach.

„Äh … nichts weiter. Ich habe nur den Bericht der Krankenschwester gelesen."

„Das stinkt doch zum Himmel!", schnaufte Miriam.

„In jedem Fall ist die Sache ziemlich merkwürdig", bestätigte Luis.

In Miriams Magen bildete sich ein harter Klumpen. Hatte die Hoehnbeck AG bei der Sache die Finger im Spiel? War Alex Thompson entführt worden, bevor die Polizei auftauchte? Oder hatten ein paar korrupte Beamte der Firma einen Gefallen getan? Es war doch ein merkwürdiger Zufall, dass es ausgerechnet zu diesem Zeitpunkt einen Fehlalarm gegeben hatte. Aber vielleicht war Thompson auch gewarnt worden und aus dem Krankenhaus geflohen. Angesichts seines geschwächten Zustands war das allerdings weniger wahrscheinlich. *Beruhige dich,* befahl Miriam sich selbst. *Was auch immer dort geschehen ist: Du hast mit der Sache nichts zu tun. Du hast Bergmann ausdrücklich davor gewarnt, dem Mann etwas anzutun.*

Na ja, meldete sich die Kritikerin in ihr zu Wort, *genau genommen hast du ihn bloß vor dem Imageschaden gewarnt, der entstehen würde, wenn herauskäme, dass Hoehnbeck ihn zum Schweigen gebracht hat.*

„Was steht im Polizeibericht?", fragte sie.

„Keine Ahnung", erwiderte Luis.

„Dann finde es heraus!"

„Äh, Chefin?", stammelte der IT-ler.

„Was ist? Habe ich mich unklar ausgedrückt?"

„Nein … aber das Netzwerk eines Missionskrankenhauses zu infiltrieren, ist eine Sache – einen Polizeicomputer zu hacken, ist etwas ganz anderes."

„Warum? Übersteigt das deine Fähigkeiten?

„Das habe ich nicht gesagt …"

„Dann tu es."

„Aber … das ist hochgradig illegal!"

„Dann tu es heimlich!“

Der junge Mann gab einen gequälten Laut von sich, der dem Quiecken eines Ferkels nicht ganz unähnlich war.

„Luis, hör zu: Da ist ein ganz mieses Ding am Laufen. Dieser Journalist ist in Gefahr. Wir müssen wissen, was genau passiert ist. Nur so können wir verhindern, dass jemandem großes Unrecht geschieht.“ Normalerweise hatte Miriam keine Schwierigkeiten damit zu lügen, wenn es ihr notwendig erschien. Doch dieses Mal hinterließen die Worte aus irgendwelchen Gründen einen bitteren Geschmack auf ihrer Zunge.

„Ich verstehe. Du hast recht. Ich werde mein Bestes geben.“

„Danke. Und halt mich auf dem Laufenden!“ Miriam legte auf. „So ein Mist!“ Wütend hieb sie gegen die Schaufensterscheibe eines Spielwarenladens. „Hätte der Kerl nicht einfach verrecken können?!“

Sie hielt abrupt inne, als sie den kleinen Jungen bemerkte, der mit großen Augen zu ihr aufsah und nach der Hand seiner Mutter tastete.

Miriams Blick wanderte zu dem empörten Gesicht der Frau. „Äh, Ex-Mann“, stieß sie erklärend hervor. „Sie wissen doch, wie das ist. Da kann man schon mal emotional werden.“ Sie glaubte, einen Funken Verständnis in den Augen der Frau aufblitzen zu sehen, und wandte sich eilig zum Gehen. *Das war's dann wohl mit der Auszeit.*

Sie verließ die Shopping Mall und betrat eine ruhige Seitenstraße. Dort zog sie ihr Handy hervor und wählte die Nummer von Markus Bergmann.

„Frau Eckert, wie schön, dass Sie sich melden. Haben Sie Neuigkeiten für uns?“

„Was haben Sie mit ihm gemacht?!“, stieß Miriam wütend hervor.

„Wie bitte? Von wem sprechen Sie?“

„Alex Thompson! Er ist aus der Klinik verschwunden!“

„Aha. Und ist das jetzt gut oder schlecht für uns?“

„Jetzt tun Sie doch nicht so scheinheilig! Geben Sie zu, dass Sie bei der Sache die Finger im Spiel haben. Kommt es Ihnen nicht merkwürdig vor, dass sechs Polizisten in einem Krankenhaus auftauchen, um einen Schwerverletzten zu verhören? Ist es nicht ein seltsamer Zufall, dass es genau in diesem Moment einen Fehlalarm gibt, sodass kein Krankenhauspersonal zugegen ist, als die Männer den Raum betreten? Und dann soll ein Mann, der noch nicht mal in der Lage ist, ohne Hilfe zu gehen, plötzlich verschwunden sein?“

„Ich weiß nicht, was Sie von mir wollen, Frau Eckert. Wir sind ein deutscher Chemiekonzern. Was haben wir mit der indischen Polizei zu schaffen? Alex Thompson wird seine Gründe gehabt haben, warum er aus dem Krankenhaus geflohen ist. Vielleicht hat er ein Drogenproblem und deshalb allen Grund, die Polizei zu meiden. Und was seine Fitness anbelangt – jemand, der berufsmäßig Lügen verbreitet und mit seinen Fake News anständige Unternehmen in den Dreck zieht, wird wohl keine Schwierigkeiten damit haben, irgendeinem Provinzmediziner einen geschwächten Zustand vorzugaukeln.“ Sein verbindlicher Tonfall wurde kühl. „Sie werden dafür bezahlt, Schaden von uns abzuwenden, Frau Eckert. Ich hoffe, Sie haben das nicht vergessen.“

„Das habe ich nicht“, erwiderte Miriam wahrheitsgemäß. „Und deshalb warne ich Sie eindringlich: Versuchen Sie nicht, die Dinge in Cowboymanier selbst in die Hand zu nehmen. Dieser Schuss wird nach hinten losgehen. Überlassen Sie Alex Thompson mir!“

„Aber selbstverständlich“, sagte Bergmann überzogen freundlich. „Er gehört ganz und gar Ihnen.“

„Gut.“ Miriam bemühte sich um einen versöhnlichen Tonfall. Auch wenn sie dem Mann noch immer misstraute, hatte es keinen Zweck, ihm weiter Vorwürfe zu machen. „Ich danke Ihnen.“

„Nicht dafür“, erwiderte Bergmann. „Die drei Millionen müssten inzwischen auf ihrem Firmenkonto eingegangen sein. Wir sind sehr gespannt auf die Früchte unserer Investition.“

„Sie hören von mir.“

„Ich freue mich darauf.“ Er legte auf.

Miriam atmete tief durch. Einen kurzen Moment erwog sie, sich ein Taxi zu rufen. Dann nahm sie doch lieber die U-Bahn, fuhr bis zum Senefelder Platz und lief die letzten 500 Meter nach Hause.

Fake-Profil und Märchenbrunnen

Miriam zog sich die Schuhe aus, verband ihr Smartphone mit ihrem Home-Soundsystem und startete ihre Lieblingsplaylist. *Was für ein verrückter Tag,* dachte sie, während ein älterer Song von Robin Schulz den Dielenboden vibrieren ließ. Diese seltsamen Halluzinationen von ihrem kindlichen Ich waren beängstigend gewesen. Glücklicherweise hatten sie nicht lange angehalten. Offenbar hatte es nur etwas Zeit und eine große Portion Normalität gebraucht, um diese Nebenwirkung der Therapie zu vertreiben.

Miriam zog ihre verschwitzten Klamotten aus und stellte die Dusche an. Unglaublich, wie real sich die Reise in ihre Vergangenheit angefühlt hatte. Ihr Herz hatte genauso gepocht wie damals, in ihrem Kinderzimmer hatte es genauso gerochen und sie hatte sich genauso verletzlich gefühlt, als sich dieses erdrückende Konglomerat aus Furcht, Scham und Verwirrung auf ihre Seele gelegt hatte. Wie konnte man ein schlechtes Gewissen haben und gleichzeitig das unbestimmte Gefühl, Opfer einer schrecklichen Ungerechtigkeit geworden zu sein?

Damals hatte sie es noch nicht geahnt, aber in jener Nacht war weit mehr als nur ein Kleid kaputtgegangen. Ihr Vertrauen war erschüttert worden, und das von ihrem Vater indoktrinierte Weltbild hatte erste Risse bekommen.

Miriam stellte sich unter die Dusche und genoss das warme Wasser. Es war erstaunlich, wie sehr sie das Erbe ihrer Kindheit immer noch belastete. Sie war eine starke, unabhängige Frau, und dennoch waren da so viel Unsicherheit, Verletzlichkeit und

Enttäuschung in ihr, verborgen hinter der Fassade der selbstbewussten Entscheiderin. Ihr Vater war seit zehn Jahren tot. Sie hatte sich bewusst gegen all das entschieden, was er verkörperte, war aus der Kirche ausgetreten, hatte ihren kindischen Glauben über Bord geworfen und ganz bewusst jedes einzelne seiner kleinlichen moralischen Gebote missachtet. Sie war sogar nach Rio geflogen, um dort in einem 48 Stunden andauernden Exzess den brasilianischen Karneval zu zelebrieren. Aber aus irgendeinem Grund schien ihr Vater noch immer Macht über sie zu haben. Tief verborgen in den Empfindungen des kleinen Mädchens, das noch immer Teil ihrer selbst war, spukte er weiter in ihrer Seele herum.

Miriam lächelte grimmig. Es hatte gutgetan, die befreiende Kraft der Wut in das eingeschüchterte Mädchen hineinzulegen, das sie damals gewesen war. Vielleicht sollte sie eine weitere Therapiestunde wagen.

Aber zunächst musste sie dafür sorgen, dass der größte Auftrag der Firmengeschichte erfolgreich abgeschlossen wurde. Sie stellte die Dusche auf kalt und japste nach Luft, während sie langsam bis zehn zählte.

Erfrischt stellte sie die Dusche ab, rubbelte sich trocken und zog bequeme Kleidung an. Anschließend setzte sie sich auf die Couch und checkte ihre Nachrichten.

Sebastian wollte über den aktuellen Stand auf dem Laufenden gehalten werden. Das konnte warten. Lena hatte sich schon wieder krankgemeldet. Miriam verdrehte genervt die Augen. *Vielleicht solltest du mal den Arzt wechseln,* schrieb sie.

Oliver fragte, ob sie morgen Zeit habe, mit ihm essen zu gehen.

Miriam tippte eine rasche Antwort. *Hängt ganz davon ab.*

Seine Antwort kam prompt. *Facil?*

Das Restaurant Facil war nicht nur eines der schönsten in der Stadt, es hatte auch zwei Michelin-Sterne.

Überredet ☺, schrieb sie zurück.

Die nächste Nachricht war von Luis. *Es war leichter als gedacht. Laut Polizeibericht wird Alex Thompson noch immer gesucht.*

Miriam runzelte die Stirn. Das konnte alles Mögliche bedeuten. Vielleicht waren die Polizisten korrupt und hatten Thompson irgendwohin verschleppt. Vielleicht hatte der Journalist das Krankenhaus auf eigene Faust verlassen oder war entführt worden. Vielleicht war er auch längst tot.

Jede Option musste berücksichtigt werden. *Danke, Luis. Behalt die Sache weiter im Auge.*

Der IT-ler antwortete mit einem Daumen-hoch-Emoji.

Miriam öffnete ihren Laptop und notierte sich ein paar Stichpunkte für den Fall, dass die Leiche des Journalisten irgendwo auftauchen würde und jemand auf die Idee kam, Hoehnbeck unangenehme Fragen zu stellen.

Viel entscheidender allerdings war es, sich darauf einzustellen, dass Alex Thompson noch lebte, weiter recherchierte und seine Vorwürfe gegen den Chemiekonzern veröffentlichte.

Sie rief seinen Blog auf. Seit seinem letzten Beitrag über den kleinen Bansa war nichts hinzugekommen. Aber das musste nichts heißen. Sie las seine älteren Beiträge. Schon nach wenigen Zeilen wurde deutlich, dass der Mann fesselnd schreiben konnte. Doch nicht nur das, er schien tatsächlich um Objektivität bemüht zu sein – oder besaß zumindest das Talent, dies glaubhaft vorzutäuschen. Miriam vermutete, dass eher Letzteres der Fall war, denn niemand war zu einhundert Prozent objektiv. Letztlich trug doch jeder Mensch das Bestreben in sich, seine eigene Sicht der Dinge darzulegen. Das machte den Filterblaseneffekt in den sozialen Medien ja so erfolgreich. Jeder bekam die Wahrheit präsentiert, die er bevorzugte, und fühlte sich durch die Vielzahl an ähnlichen Meinungen und scheinbaren Fakten bestätigt.

In jedem Fall war es auffällig, dass Alex Thompson auch entlastende Fakten berücksichtigte, wenn er sich kritisch mit Unternehmen, Lobbyisten und Regierungen auseinandersetzte. Das war nicht unbedingt von Vorteil. Wäre der Journalist klarer ideologisch gefärbt, wäre es leichter, seine Glaubwürdigkeit zu untergraben.

Miriam nagte nachdenklich an ihrer Unterlippe. Sie musste dem Mann noch dichter auf die Pelle rücken, ehe sie eine Strategie ausarbeiten konnte – und was noch wichtiger war: Sie musste schnellstmöglich sein Vertrauen gewinnen.

Sie abonnierte ihn bei Facebook, Twitter und Instagram. Nach einigem Suchen fand sie auch seine private Facebookseite, die allerdings nicht sonderlich ergiebig war. Sein letzter Post war ein Jahr alt – ein Zitat von einem gewissen G. K. Chesterton. *An Wundern ist niemals Mangel in dieser Welt, sondern nur am Sichwundernkönnen.*

Der Eintrag hatte ganze zwei Likes.

Miriam runzelte die Stirn. Warum hatte Alex diesen Spruch gepostet? Nicht nur der etwas angestaubte Satzbau, sondern auch die Aussage selbst erschien ihr nicht sonderlich ansprechend. Wunder waren für Miriam nicht wirklich ein Thema. Und von einem Journalisten, der die dunkelsten Orte dieser Welt aufsuchte, um über die Abgründe der Menschheit zu berichten, hätte sie eigentlich etwas Zynischeres erwartet.

Sie googelte den Namen G. K. Chesterton und fand heraus, dass der Mann Journalist und Schriftsteller gewesen war – Anfang des letzten Jahrhunderts.

Miriam winkte innerlich ab und konzentrierte sich auf Alex' übrige sporadische Einträge. Meist postete er Bilder. Einen Baum, der aus der Ruine eines zerstörten Hauses wuchs, einen kleinen Jungen, der im Schlamm irgendeines Slums spielte, eine verdorrte Landschaft bei Sonnenuntergang. Die Fotos gefielen ihr. Sie strahlten eine Art ... zerbrechliche Schönheit aus – ein besseres

Wort dafür fiel ihr nicht ein. Allerdings nahm kaum jemand Notiz von ihnen. Die Fotos hatten nur selten mehr als vier oder fünf Likes. Manchmal stand ein Kommentar darunter, meistens von einer gewissen Claudia Thompson, vermutlich Alex' Mutter. Er reagierte fast immer darauf, und Miriam mutmaßte, dass er den Account primär für sie angelegt hatte. Aber auch bei Instagram war der Kreis seiner Follower eher überschaubar.

Miriam schürzte die Lippen. Eine Idee begann in ihr zu reifen. Doch um diese umsetzen zu können, musste sie erst jemand anderes werden.

Sie legte ein neues Facebookprofil an und nannte sich dort Johanna X. Kurz erwog sie, ein Profilbild aus dem Netz hochzuladen, entschied dann aber, dass dies keine gute Idee war. Stattdessen suchte sie ein Foto von sich aus, auf dem selbst Oliver sie kaum erkannt hatte. Es zeigte sie ungeschminkt, mit einem erschöpften Lächeln im Gesicht und in verschwitzten Outdoorklamotten auf der Schochenspitze in den Allgäuer Alpen. Das Foto war während eines erlebnispädagogischen Workshops entstanden, an dem sie zu Beginn ihrer Karriere gemeinsam mit einigen anderen jungen Führungskräften teilgenommen hatte. Damals hatte sie wie alle anderen auch ausgiebig über die kindischen Übungen und die elende Plackerei geschimpft, während sich im Büro die Arbeit stapelte. Aber aus irgendeinem Grund dachte sie jetzt, Jahre später, gerne an diese Zeit zurück. Vielleicht weil sie dort zum letzten Mal ihren Körper geschunden hatte, ohne dass der Wunsch nach einer perfekten Figur die Triebfeder gewesen war?

Sie schob diesen Gedanken beiseite und machte sich daran, ihr Profil auszubauen. Sie postete ein halbes Dutzend Landschaftsfotos, legte unter gleichem Namen ein Profil bei Instagram an und likte Beiträge von *Reporter ohne Grenzen, Unicef* und *Amnesty International.* Einen Beitrag von *Ärzte ohne Grenzen* teilte sie sogar auf ihrer Seite. Damit es nicht zu auffällig wurde, folgte sie zusätzlich Ed Sheeran, maithink und „Lustige Katzenvideos". Dann likte sie einige Beiträge auf Alex' beruflicher Facebookseite. Im Anschluss gab sie Luis den Auftrag, die Zeitangaben zu manipulieren und ein paar virtuelle Freunde zu erschaffen oder zu finden, die ihre Seite likten.

Eigentlich hätte Miriam es vorgezogen, den Kontakt zu Alex langsam aufzubauen, doch dafür blieb ihr keine Zeit. Sie musste es mit einem Frontalangriff versuchen.

Sie legte eine neue E-Mailadresse an und schickte ihm eine private Nachricht über ihren Facebookaccount.

Hi Alex, ich weiß, dass du derzeit in Schwierigkeiten bist. Wie es aussieht, haben wir gemeinsame Interessen. Ich kann dir helfen! Jonna10_88@gmx.de

PS: Ich hoffe, du hast es rechtzeitig aus Zimmer 1.23 herausgeschafft!

Nun blieb ihr nichts anderes übrig, als abzuwarten. Miriam ging davon aus, dass Alex zuerst recherchieren würde, bevor er reagierte. Es dürfte nicht allzu schwer sein, die Verbindung zwischen Johanna X und Jonna10_88@gmx.de herzustellen, und sie konnte nur hoffen, dass ihr erfundenes Profil überzeugend genug war, um sein Vertrauen zu gewinnen.

Sie stellte den Laptop beiseite und reckte sich. Ein Blick auf die Uhr verriet ihr, dass es bereits weit nach Mitternacht war. Wahrscheinlich wäre es klug, sich jetzt schlafen zu legen, aber Miriam war noch zu aufgekratzt, um jetzt schon in den Schlaf zu finden. Also beschloss sie, noch eine Runde joggen zu gehen.

Rasch schlüpfte sie in ihre Laufklamotten, befestigte das Smartphone mittels Klettband an ihrem Oberarm und steckte das Pfefferspray ein.

Vor der Haustür empfing sie die sanfte Frische eines lauen Frühlingsabends. Miriam startete ihre Sport-Playlist, aktivierte die Laufapp und trabte los. Sie nahm ihren üblichen Weg durch den Kollwitzkiez, über den Leise-Park und lief bis zum Volkspark Friedrichshain.

Nach einer Runde durch den Park stoppte sie am Märchenbrunnen, um sich zu dehnen.

Ein Geräusch ließ sie innehalten. Sie schaltete die Musik aus und wandte sich den Bäumen zu, die im sanften Wind hin und her wogten.

Hatte sie sich verhört? Nein, da erklang er noch einmal, der Ruf eines Uhus. Das Tier musste irgendwo dort oben in einem der Bäume sitzen.

Miriam nahm die Kopfhörer aus den Ohren und lauschte auf das leise Rauschen der Blätter. Sie roch die feuchte Kühle des Brunnens, spürte den sanften Wind und ließ ihren Blick vom Brunnen, in dem sich das Mondlicht spiegelte, hinauf zu den Baumwipfeln wandern.

Plötzlich löste sich ein Schatten von einem der Äste. Leise und majestätisch glitt der Uhu herab, die großen Flügel weit ausgebreitet. Und dann landete er lautlos auf dem weißen Schädel des Löwen, der ganz oben auf der Balustrade des Zierbogens thronte. Dort verharrte er, als wäre er zu schwarzem Marmor erstarrt.

„Voll schön, oder?“

Miriam stieß einen erschrockenen Schrei aus. Direkt neben ihr stand das kleine rothaarige Mädchen und starrte mit offenem Mund zu dem majestätischen Nachtvogel hinauf.

„Ich dachte, du bist weg!“, entfuhr es Miriam. Sie wich einen Schritt zurück und starrte das Kind an, das wie aus dem Nichts aufgetaucht war. Die Kleine trug ein rosafarbenes T-Shirt, eine blaue Jeans und an den Füßen Ballerinas. Ihre Haare waren zu zwei Zöpfen gebunden.

„Jetzt hast du ihn erschreckt“, sagte sie voller Bedauern.

Aus den Augenwinkeln sah Miriam, wie der Uhu in der Dunkelheit des Parks verschwand. Sie kniff die Augen zusammen und öffnete sie wieder. Das Mädchen stand immer noch da und schien sie interessiert zu beobachten. „Du ... du bist nicht real!", sagte sie schließlich und bemühte sich um Festigkeit in ihrer Stimme.

„Ach so", erwiderte die Kleine und kletterte auf den Brunnenrand. Mit ausgebreiteten Armen balancierte sie darauf. „Komm, das macht Spaß."

Miriam erinnerte sich vage daran, einmal gelesen zu haben, dass es durchaus sinnvoll sein konnte, mit imaginären Personen zu sprechen. Vielleicht würde ihr das helfen herauszufinden, was die eigentliche Ursache für diese Halluzination war.

Sie sah sich hastig um, stellte erleichtert fest, dass niemand sonst in der Nähe war und fragte dann: „Was machst du hier?"

„Ich balanciere", erklärte das Mädchen ernst.

„Warum bist du hier?", präzisierte Miriam ihre Frage.

„Weil es gut ist", erwiderte die Kleine.

Miriam atmete tief durch. Sie war kurz davor durchzudrehen. Aber jetzt hysterisch zu werden, würde ihr nichts nützen. Sie musste der Sache auf den Grund gehen. „Tut mir leid, das verstehe ich nicht. Kannst du das konkretisieren?"

Das rothaarige Mädchen blickte sie mit großen Augen an, als hätte es keine Ahnung, was Miriam damit meinte.

Na toll, schoss es Miriam durch den Kopf, *mein Unterbewusstsein verarscht mich!* Aber sie hatte keine Wahl. Sie musste das Spiel mitspielen. „Warum ist es gut, dass du da bist?", formulierte Miriam die Frage um.

Die Kleine setzte ein strahlendes Lächeln auf. „Weil du mich vermisst hast!"

„Ha!", stieß Miriam aus. „Ganz bestimmt nicht."

„Doch, na klar, sonst wär ich ja nicht hier."

„Soll das etwa heißen, mein Unterbewusstsein wünscht sich zurück in meine Kindheit?", entfuhr es Miriam. „Das ist doch kompletter Blödsinn! Ich hatte eine beschissene Kindheit.

Wenn es eins gibt, was ich ganz bestimmt nicht will, dann, wieder die kleine Jonna zu sein."

Das Mädchen legte den Kopf schief. „Du hältst dich für ganz schön schlau, was?"

Miriam verschränkte die Arme vor der Brust und beschloss, nicht darauf zu antworten.

„Aber du hast echt nicht den leisesten Schimmer, wer ich bin. Und deshalb weißt du auch nicht, wer *du* bist."

„O nein", entfuhr es Miriam, „bitte kein Psychogeschwafel. Ich kann so was nicht ausstehen."

„Ich weiß", erwiderte die Kleine. „Du findest es viel cooler, Antworten zu haben, statt Fragen zu stellen."

„Dafür, dass du meinem Unterbewusstsein entsprungen bist, kennst du mich aber ziemlich schlecht", konterte Miriam. „Ich liebe es, Dinge infrage zu stellen."

Jonna verdrehte die Augen, und für einen Moment hatte Miriam das Gefühl, in den Spiegel zu schauen, so vertraut war ihr die Geste. „Klar, Dinge stellst du gern infrage", sagte das Mädchen dann. „Aber hier geht es nicht um Dinge, sondern um dich."

„Okay." Miriam hob in einem Anfall von Resignation die Hände. „Schon gut, schon gut, ich habe verstanden. Reden wir Klartext. Du bist hier, weil etwas in meinem Leben nicht in Ordnung ist, richtig?"

„Könnte man so sagen", bestätigte Jonna.

„Okay. Und der durch die cerebrale Traumatherapie ausgelöste Flashback hat offensichtlich eine Projektion meines Unterbewusstseins ausgelöst, die mir helfen soll, dieses Etwas wieder ins Lot zu bringen. Korrekt?"

„Hä?"

Miriam holte tief Luft. „Okay, ich formuliere es mal ganz simpel: Was muss ich tun, um dich loszuwerden?"

„Ganz einfach." Die Kleine winkte lässig ab. „Wenn du die Welt durch meine Augen siehst, siehst du mich nicht mehr."

„Aha. Und hast du auch einen Tipp, wie ich das bewerkstelligen soll?“

Jonna zuckte mit den Achseln. „Weiß nicht genau. Vielleicht hilft es dir ja, wenn ich Fragen stelle.“

„Lassen wir es auf einen Versuch ankommen. Schieß los!“

„Also“, die Kleine kratzte sich an der Nase, „was war das Allercoolste an dem Uhu eben?“

„Dass er nur sehr selten zu beobachten ist?“

„Nee.“

„Dass er uns so nah war?“

„Auch nicht.“

„Dass es sich um ein besonders schönes Exemplar gehandelt hat?“

Jonna schüttelte den Kopf.

„Dass ich ihn überhaupt bemerkt habe!“

„Das war gut, aber nicht das Allercoolste.“

„Was denn sonst?“, seufzte Miriam. „War er vielleicht der letzte lebende Uhu in Berlin?“

„Quatsch!“

„Tut mir leid, mehr fällt mir nicht ein. Verrate es mir bitte.“

„Das Allerallercoolste war ...“, Jonna machte große Augen, die Begeisterung stand ihr ins Gesicht geschrieben, „... dass er nur für dich da war.“

„Was?“ Miriam schüttelte den Kopf. „Tut mir leid, aber das ist kompletter Unsinn. Das war doch reiner Zufall. Dieser Vogel hat hier ganz bestimmt nicht auf mich gewartet.“

Das begeisterte Lächeln auf dem Gesicht des Mädchens erlosch. „Nein, der Vogel nicht“, sagte sie mit einer Mischung aus Mitleid und Enttäuschung in der Stimme. Dann zuckte sie die Achseln und meinte: „Okay, niemand hat gesagt, dass es einfach wird.“ Erneut machte sich ein fröhliches Lächeln auf ihrem Gesicht breit. „Komm“, sie reichte Miriam die Hand, „wir balancieren einmal drumherum!“

Die Geste kam so spontan und wirkte so natürlich, dass Miriam unwillkürlich zugriff und mit einem Fuß auf den Brunnenrand trat. Für einen kurzen Moment fühlte es sich tatsächlich so an, als würde sie eine kleine Kinderhand in ihrer spüren, dann jedoch hörte sie ein beunruhigendes Geräusch hinter sich. Ein heiseres Keuchen.

Sie wandte sich um und sah einen großen Schatten auf sich zuspringen. Erschrocken wich sie zurück, verlor den Halt und stolperte mit einem erstickten Schrei in den Brunnen. Wild mit den Armen rudernd schaffte sie es gerade noch, das Gleichgewicht zu halten und auf den Beinen zu bleiben.

Eine riesige Schnauze schob sich über den Brunnenrand und bellte sie an.

Ein junger Mann kam angerannt. „Alles okay mit Ihnen?" Er streckte ihr eine Hand entgegen.

„Lassen Sie mich in Ruhe und halten Sie gefälligst Ihren bescheuerten Köter zurück."

„Bastian ist ganz harmlos, der will nur –"

„Sagen Sie es nicht!", fauchte Miriam, „und leinen Sie ihn gefälligst an."

„Schon gut, beruhigen Sie sich." Der Mann ergriff das Halsband des Tieres.

Miriam stieg aus dem Brunnen. Wasser rann an ihr herab. Ihre Schuhe und die Laufhose trieften von eisigem Brunnenwasser.

Von Jonna war weit und breit nichts zu sehen.

Zitternd und wütend machte sich Miriam auf den Heimweg. Sie verfiel in einen raschen Lauf. Ihre Schuhe quietschten bei jedem Schritt. „Und dieser Mistköter? Der ist wohl auch extra für mich gekommen, was?", knurrte sie zu niemandem im Besonderen.

Wut und Blumen

Als Miriam am nächsten Morgen von ihrem Wecker aus dem Schlaf gerissen wurde, fühlte es sich an, als hätte sie gerade erst die Augen geschlossen.

Müde schlurfte sie ins Bad. Das Radio schaltete sich per Bewegungsmelder ein und brachte die Börsennews. Sie vermied den Blick in den Spiegel. Die Erfahrung sagte ihr, dass dies nicht dazu beitragen würde, ihre Stimmung aufzuhellen.

An der Wall Street lief es gut, und auch der DAX zeigte eine positive Entwicklung. Miriam nahm ihr Handy und checkte den Kurs der Hoehnbeck AG. Die Anleger konnten sich nicht beschweren. Wenn der Skandal ausblieb, würden sie eine satte Dividende einfahren. Sie gähnte und legte das Smartphone beiseite.

Nach einer Dusche und zwei Tassen Espresso fühlte sie sich ein wenig frischer. Unter Zuhilfenahme von etwas Make-up war sie schließlich bereit, der Menschheit unter die Augen zu treten. Wahrscheinlich würde es sich irgendein Trottel trotzdem nicht nehmen lassen, sie auf ihr müdes Aussehen hinzuweisen, aber allmählich gewöhnte sie sich daran.

Auf dem Weg zum Auto stellte Miriam fest, dass sie heute früh noch nicht einen Gedanken an Jonna verschwendet hatte. Zufrieden stieg sie in den Wagen und startete den Motor. Das voreingestellte Webradio sprang an, und sie gönnte sich einen Oldie von Justin Timberlake, als sie aus der Parklücke fuhr. Feste Alltagsroutinen und ein gut gefüllter Terminkalender schienen die besten Mittel gegen diese nervige Halluzination zu sein.

Das Morgenmeeting verlief ungewohnt harmonisch. Der neue Auftrag von Hoehnbeck schien alle zu beflügeln. Nicht wenige Mitarbeiter begegneten Miriam mit einem neuen, ungewohnten Ausdruck von Respekt im Blick, manche schienen allerdings eher neidisch zu sein. Aber das war Miriam egal. Ihr Erfolg hatte den Kerlen den unerträglichen Ausdruck latenter Überheblichkeit aus den Gesichtern gewischt. Allein dafür hatte sich das Aufstehen heute Morgen schon gelohnt.

Es folgten einige Telefonkonferenzen und eine wenig erbauliche Videoschalte mit Sebastian Köhler. Er informierte sich über den Stand der Dinge bezüglich des Hoehnbeck-Auftrags. Miriam gab ihm einen groben Überblick, dachte aber gar nicht daran, ihn über ihre Aktionen in den sozialen Netzwerken zu informieren. Mit einem routinierten Lächeln auf den Lippen ertrug sie seine als kollegiale Tipps kaschierten Einmischungsversuche und beendete das Gespräch so rasch wie möglich. Ihre Bemühungen, direkt mit Alex Thompson Kontakt aufzunehmen, würden vorerst ihr Geheimnis bleiben.

Anschließend schaute sie bei Luis vorbei, der hinter seinen zwei riesigen Bildschirmen kaum zu sehen und offenbar komplett in seine Nerd-Welt abgetaucht war.

Er zuckte zusammen, als sie ihm eine Hand auf die Schulter legte, und fuhr erschrocken herum.

„Was ist? Sind meine Hände so kalt?“

„Wie ... was? Äh, nein.“ Er errötete.

Miriam beugte sich vor und betrachtete seine Bildschirme. Luis wandte den Blick rasch von ihr ab.

„Und, gibt es was Neues von Alex Thompson?“, kam sie sofort auf den Punkt.

„Wie man’s nimmt. Die Polizei sucht nach ihm. Offiziell, um ihn als Zeugen zu befragen. Bei *Reporter ohne Grenzen* macht man sich allerdings Sorgen.“

Miriam hob eine Braue. „Tatsächlich?“

Er nickte hastig. „Ja. Zwischen seinen Kollegen gibt es eine rege Kommunikation. Einige haben korrupte Beamte, andere Suraj Chemicals, den örtlichen Subunternehmer, in Verdacht. Es gibt aber auch Leute, die Hoehnbeck direkt mit dem Verschwinden von Alex Thompson in Verbindung bringen."

Miriam nagte an ihrer Unterlippe. „Das ist schlecht."

„Aber vielleicht haben sie recht damit", gab Luis leise zu bedenken.

„Wie kommst du darauf?", fragte Miriam.

„Nun ja, dieser Markus Bergmann, also der Typ, der uns den Auftrag gegeben hat ..."

„Ich weiß, wer Markus Bergmann ist", erwiderte Miriam genervt. „Was ist mit ihm?"

„Er war dort."

„Was?"

„Er war in Indien, schon einen Tag nach dem Vertragsabschluss mit uns."

„Woher weißt du das?"

„Ein Reporter hat gesehen, wie Bergmann mit einer Privatmaschine auf dem *Muzaffarpur Airport* gelandet ist. Und er war ganz bestimmt nicht dort, um Urlaub zu machen. Der Flughafen liegt in Darbhanga, einem von häufigen Überschwemmungen bedrohten Distrikt in Bihar, dem ärmsten Bundesstaat des Landes. Die zerstörte Fabrik ist nur vier Autostunden von dort entfernt."

Miriam zuckte mit den Achseln. „Das beweist überhaupt nichts. Vielleicht war er einfach nur vor Ort, um sich ein Bild zu machen? Außerdem ist es Teil der Image-Kampagne, dass die Hoehnbeck AG dort humanitäre Projekte initiiert. Bergmann hatte also gute Gründe, an den Ort der Katastrophe zu fliegen."

„Ja, vielleicht", sagte Luis. „Allerdings scheint er mir irgendwie nicht der Typ für humanitäre Projekte zu sein. Außerdem fand der Reporter es ziemlich irritierend, dass Bergmann vom stellvertretenden Superintendenten der örtlichen Polizeidirektion persönlich abgeholt wurde."

„Hoehnbeck ist ein wichtiger Investor in dieser Region. Es ist gut möglich, dass Bergmann um eine Unterredung gebeten hat."

Luis presste die Lippen zusammen und nickte.

„Was ist?", hakte Miriam nach.

„Dieser Polizist wurde schon des Öfteren in Zusammenhang mit Korruption genannt."

Miriam stöhnte genervt auf. „Und?"

„Äh, na ja, ich dachte, das sei wichtig."

„Natürlich ist das wichtig. Aber mit irgendwelchen Gerüchten kann ich nichts anfangen. Ich brauche valide Informationen. Du müsstest inzwischen eigentlich wissen, wie das läuft. Finde heraus, was der Typ auf dem Kerbholz hat, und vor allem, was Bergmann von ihm wollte. Gib mir sofort Bescheid, sobald es neue Fakten gibt!"

Der junge Mann nickte eifrig.

Miriam wandte sich um und ging zurück in ihr Büro. Sie spürte das Pulsieren ihrer Halsschlagader und hatte ein flaues Gefühl im Magen. Als sie sich an den Schreibtisch setzte, glitt ihr Blick am Bildschirm ihres Rechners vorbei. Im nächsten Moment zuckte sie so heftig zusammen, dass sie ihre Kaffeetasse zu Boden stieß. Ein leiser Schrei entrang sich ihrer Kehle.

Auf dem Tisch neben dem Drucker saß Jonna, die sich eine Haarsträhne um den rechten Zeigefinger wickelte und Miriam mit großen Augen anblickte.

Die Zimmertür öffnete sich. Miriam fuhr herum.

Die Praktikantin steckte den Kopf herein. „Alles okay?" Das Mädchen neben dem Drucker schien sie nicht zu bemerken.

„Alles bestens", sagte Miriam hastig.

Der Blick der jungen Frau wanderte zu der Kaffeetasse auf dem Boden. „Soll ich das wegmachen?"

„Nein! Schließ bitte die Tür hinter dir." Miriam sah sie nicht an, hörte aber das Klicken, als die Tür hastig zugezogen wurde.

Jonna kniff die Lippen zusammen und schüttelte den Kopf. „Warum bist du so wütend?"

„Verschwinde!", fauchte Miriam und bemühte sich gleichzeitig, die Stimme zu dämpfen. „Verschwinde endlich aus meinem Leben!"

Die Kleine schien nicht im Mindesten beeindruckt zu sein. „Warum bist du so wütend?", wiederholte sie ihre Frage.

„Vielleicht, weil ich es nicht ausstehen kann, wenn ich während der Arbeit plötzlich Halluzinationen von kleinen, nervenden Mädchen bekomme?"

„Du warst schon stinksauer, bevor du mich gesehen hast."

„Wie soll ich einen Laden führen, in dem offenbar jeder macht, was er will, und sich niemand um seine eigentlichen Aufgaben kümmert?"

Jonna hüpfte vom Tisch, um zum Regal zu schlendern und sich ein Blatt Papier zu holen. Dann setzte sie sich an den Besprechungstisch, nahm sich einen Kugelschreiber und begann, auf dem Blatt herumzukritzeln.

„Was machst du da?", fuhr Miriam sie an.

„Ich male."

„Warum zum Henker malst du auf einmal?"

„Damit mir nicht langweilig wird, während du Quatsch erzählst."

„Ich erzähle Quatsch?"

„Natürlich. Du weißt, dass du nicht wegen Luis wütend bist."

„Ach ja?"

„Und auch nicht wegen Sebastian oder irgendjemand anderem, der hier arbeitet", fuhr Jonna ungerührt fort.

„Interessant ..." Miriam verschränkte die Arme vor der Brust. „Wenn du mich so genau kennst, dann sag du mir doch, warum ich angeblich so wütend bin."

„So funktioniert das nicht.“ Die Kleine steckte die Zungenspitze in den Mundwinkel und malte konzentriert weiter.

Miriam presste die Lippen zusammen und wandte sich ihrem Bildschirm zu. Vielleicht würde die Halluzination ja von selbst verschwinden, wenn sie einfach weiterarbeitete und so tat, als gäbe es da kein kleines Mädchen, das in ihrem Büro saß und zeichnete.

Sie öffnete ihr E-Mail-Postfach. 126 ungelesene Nachrichten wurden angezeigt. Sie begann sich durchzuarbeiten. Das meiste davon war unwichtig: belanglose Mails ihrer Mitarbeiter, die sie gerne in CC setzten, um sie über irgendwelchen Kleinkram auf dem Laufenden zu halten; Newsletter, Seminarangebote und Initiativbewerbungen. Fast alles löschte sie, ohne mehr als zwei Sätze gelesen zu haben.

Noch immer verspürte Miriam diesen dumpfen Druck in der Magengegend. Ihre Gedanken drifteten ab.

Ja, sie war wütend. Aber im Grunde hatte Luis nichts anderes getan, als Informationen einzuholen, so, wie sie es ihm aufgetragen hatte. Die Informationen selbst gefielen ihr nicht. Sie waren der Hauptgrund für ihren Ärger.

Was machte Bergmann wirklich in Indien? Wenn sie ihn fragen würde, könnte er ihr vermutlich ein Dutzend gute Gründe nennen, und doch wusste sie jetzt schon, dass sie ihm nicht glauben würde. Der Typ spielte nicht mit offenen Karten. Er würde sich nicht an die Regeln halten, egal, was sie sagte.

War er die Ursache ihres Zorns? Miriam spürte, dass dies der Wahrheit schon näher kam. Aber wenn sie ganz ehrlich war: Auch Bergmann war nicht der eigentliche Grund. In ihrer Branche gab es Hunderte Bergmanns. Sie hatte gewusst, worauf sie sich da einließ.

Und dann fiel für einen kurzen Moment ein sanfter Lichtstrahl auf die Wirrnis ihrer Gefühle. Sie war wütend auf sich selbst.

Einem vagen Gefühl folgend, wandte sich Miriam zur Seite und zuckte erneut zusammen. Jonna saß nicht mehr am Besprechungstisch. Sie stand direkt vor ihr und sah sie erwartungsvoll an.

„Könntest du bitte aufhören, mich ständig so zu erschrecken?"

Statt einer Antwort reichte ihr die Kleine das Blatt mit der Zeichnung. Miriam nahm es entgegen.

Das Bild war unverkennbar von einer Neunjährigen gemalt worden. Es zeigte ein Mädchen mit langen Haaren, das inmitten einer bizarr aussehenden Hügellandschaft stand und Blumen pflückte. Jede Blume hatte blaue Blätter und Blüten – wenig überraschend, da das gesamte Gemälde konsequent mit Kugelschreiber gezeichnet worden war. Es gab allerdings eine Auffälligkeit: Die Blumen auf der Wiese hatten kräftige Stängel und jede Menge Blütenblätter, während der Strauß in der Faust des Mädchens reichlich zerzaust und vertrocknet aussah.

„Sehr schmeichelhaft", schnaufte Miriam. „Soll ich das sein? Willst du mir damit sagen, alles was ich anpacke, geht schief?"

„Quatsch!" Jonna verdrehte die Augen.

Miriam betrachtete das Bild erneut. „Da steht ein Mädchen auf einer Wiese und pflückt Blumen. Doch sobald sie die Blumen in die Hand nimmt, verdorren sie. Also ich finde das ziemlich unmissverständlich."

„Du guckst nicht richtig hin", erwiderte die Kleine sanft. „Das Mädchen pflückt keine Blumen."

„Ach nein? Seltsamerweise sieht es aber ganz danach aus. Vielleicht solltest du lernen, besser zu zeichnen."

Ihr Handy klingelte, und Miriam nahm ab.

„Hey", hörte sie Olivers Stimme.

Miriam legte die Zeichnung beiseite und drehte Jonna den Rücken zu. „Hey", sagte sie. „Was gibt's?"

„Das wollte ich dich gerade fragen", erwiderte Oliver. „Ich warte hier schon seit zwanzig Minuten."

Miriam warf einen Blick auf die Uhr. *Verflixt! So spät ist es schon? Das Essen im Facil!* „Es ... es tut mir so leid. Ich ... ich hatte so viel um die Ohren. In zwanzig Minuten bin ich da, okay?"

Oliver stieß die Luft aus. „Gut. Ich warte." Er beendete das Gespräch.

Miriam sprang auf. Als sie sich umwandte, war von Jonna nichts mehr zu sehen. Sie war so plötzlich verschwunden, wie sie aufgetaucht war.

Vielleicht ist ja nur ein ordentlicher Schuss Adrenalin nötig, um die Halluzination zu vertreiben, dachte Miriam, während sie ihre Handtasche ergriff und aus dem Raum hastete.

Erntediebe im Kastanienbaum

Miriam spurtete durch das Foyer des Hotel Mandala. Ihre Absätze klackten laut auf dem Steinboden, und ihr linker Schuh scheuerte an ihrer Ferse.

Sie stieg mit einer älteren Dame in den Aufzug und ignorierte deren interessierten Blick, als sie sich hastig den Schweiß von der Stirn puderte. Glücklicherweise stieg die Dame in der zweiten Etage aus, was Miriam die Gelegenheit gab, etwas Deo nachzulegen. Sie hatte noch nie eine Verabredung mit Oliver vergessen. Für sie beide waren sechzig bis achtzig Arbeitsstunden wöchentlich die Regel; sie waren beruflich viel unterwegs und ihre gemeinsame Zeit war begrenzt. Eine gute Logistik war von Anfang an Teil ihrer Beziehung gewesen, und Verlässlichkeit war dabei ein elementarer Bestandteil.

Die Aufzugstür öffnete sich, als Miriam die obere Etage des Hotels erreicht hatte. Sie zwang ein Lächeln auf ihr Gesicht und ging zielstrebig auf den Restaurant-Empfang zu.

Dass sie nicht mehr richtig funktionierte, machte ihr Angst. Sie hatte während der Arbeit einen emotionalen Zusammenbruch gehabt, sah ein kleines Mädchen, das nicht existierte, und nun ließ sie auch noch ihr Gedächtnis im Stich.

Der junge Mann hinter dem Tresen begrüßte sie und wies ihr den Weg zum Tisch. Miriam kam sich erschreckend underdressed vor, als Oliver sich erhob. Er trug einen maßgeschneiderten Zweireiher, der seine sportliche Figur betonte.

„Hallo, Schatz." Miriam küsste ihn auf die Wange und roch den vertrauten Duft seines Aftershaves.

„Hallo." Oliver lächelte und rückte ihr den Stuhl zurecht, als sie Platz nahm. „Ich hoffe, es ist in Ordnung für dich, dass ich schon bestellt habe?"

Nichts an seinem sanften Tonfall deutete darauf hin, dass er verstimmt war. Aber normalerweise begrüßte er sie in solchen Situationen stets mit einem Kompliment.

„Natürlich." Miriam erwiderte sein Lächeln.

„Zur Vorspeise gibt es Hummerschaumsuppe, Fenchel und Perlzwiebeln. Dazu einen leichten Weißwein."

„Klingt toll." Miriam versuchte, sich zu entspannen. Es war Oliver gelungen, einen der begehrten Plätze auf der Dachterrasse zu ergattern. Das Bambuswäldchen verbreitete asiatisches Flair. Die Dekoration war schlicht, aber stilvoll.

„Wie lief es in Südafrika?", fragte sie. „Wir sind noch gar nicht dazu gekommen, uns darüber zu unterhalten."

„Stimmt, es war viel los", erwiderte Oliver. Er warf ihr einen prüfenden Blick zu, als erwarte er jeden Moment den nächsten Nervenzusammenbruch.

„Konntest du den Konflikt mit den Behörden lösen?"

Oliver wiegte den Kopf hin und her. „Vorerst. Aber es wird immer wieder zu Schwierigkeiten kommen. Die ASW-Holding ist ein Unternehmen mit burischen Wurzeln. Dass die Mehrheitseigner inzwischen in Europa sitzen, interessiert dort kaum jemanden. Es sind uralte Konflikte, die uns das Leben schwer machen. Aber die Safari im Krüger Nationalpark war ein echtes Highlight."

„Hast du die Big Five gesehen?"

Oliver lächelte. „Ja, und etwa zwei Gigabyte Fotos geschossen."

Der Kellner servierte die Suppe.

Sie aßen. Bevor das Schweigen unangenehm wurde, legte Oliver eine Hand auf ihre. „Wie geht es dir?", fragte er ernst.

„Gut", erwiderte Miriam rasch. *Na ja, bis auf diese ungemein realistische Halluzination, in der ich meinem neunjährigen Ich begegne,* fügte sie in Gedanken hinzu. *Außerdem bin ich ein nervliches und emotionales Wrack. Aber ansonsten ist alles prima.*

„Wirklich?", bohrte Oliver nach.

„Ich bin okay." Miriam hielt seinem Blick stand. „Wirklich."

„Sehr gut." Oliver nickte. „Ausgezeichnet. Das freut mich. Dann haben sich die vielen langweiligen Stunden auf dem Golfplatz ja endlich einmal ausgezahlt."

Miriam hob die Brauen.

„Dir war doch klar, dass nicht rein zufällig ein Platz in der Studie des Karl-Breitenbach-Instituts frei geworden ist?"

„Was genau willst du damit sagen?"

„Ich hasse Golf! Das Einzige, was mich dort hält, ist das Netzwerken. Offenbar kurven die entscheidenden Leute immer noch am liebsten im Golf-Cart herum."

„Das meine ich nicht. Du hast gesagt, ein Platz in der Studie wurde frei. Das bedeutet, jemand anderem wurde wegen mir abgesagt."

„Ach, komm schon, Miriam!" Olivers Gesicht zeigte einen Anflug von Verärgerung. „Du weißt doch, wie das läuft. Das ist es ja, was ich an unserer Beziehung so schätze. Wir müssen einander nichts vormachen."

„Richtig." Sie wandte den Blick ab. *Du hast recht. Ich weiß, wie das läuft.*

Die Luft war frisch und angenehm kühl, dennoch beschlich sie eine Beklemmung, als würde ihr irgendetwas die Brust zusammenpressen. Miriam öffnete die obersten beiden Knöpfe ihrer Bluse und atmete tief durch.

Ein lauer Wind strich durch das Bambuswäldchen und brachte die Blätter zum Rascheln.

„Schön hier, nicht wahr?", bemerkte Oliver, der ihren abwesenden Blick offensichtlich missdeutete.

„Ja. Wirklich sehr schön." Miriam zwang ein Lächeln auf ihre Lippen.

Oliver bemerkte es nicht. Sein Blick war auf ihre geöffnete Bluse gerichtet. Dann sagte er etwas, von dem Miriam allerdings nichts mitbekam. Denn im selben Augenblick glaubte sie, einen roten Haarschopf zu entdecken, der zwischen den dichten Bambusstauden aufblitzte. *Oh nein!*, fuhr es ihr durch den Sinn. *Bitte nicht! Bitte nicht hier!*

„Hey“, drang Olivers Stimme zu ihr durch, „hörst du mir überhaupt zu?“

„Entschuldige. Ich war kurz ... abgelenkt.“

„Das sehe ich“, erwiderte Oliver. „Und das ist ein bisschen frustrierend. Ich versuche hier angestrengt, dich mit einem exquisiten Drei-Gänge-Menü zu verführen, und du registrierst mich kaum.“

Miriam blickte zu ihm auf. Er lächelte, doch hinter dem humorvollen Augenzwinkern erkannte sie aufkeimenden Ärger. Ein Streit war das Letzte, was sie jetzt gebrauchen konnte. Sie zog ihn sanft zu sich heran und küsste ihn. Dann beugte sie sich noch ein Stück weiter vor, wohl wissend, dass ihr Ausschnitt einen großzügigen Blick auf ihren spitzenbesetzten BH zuließ, und flüsterte ihm ins Ohr: „Ich mach's wieder gut. Versprochen. Um den Nachtisch kümmere ich mich.“

Als sie sich zurücklehnte und ihm in die Augen sah, war der Ärger darin verschwunden. Manchmal war es durchaus von Vorteil, dass Männer im Grunde ganz einfach strukturiert waren.

Als Hauptgang gab es isländischen Gewürzlachs, Salat von der grünen Papaya und Macadamianuss-Wasabi-Crumble. Lecker, wenn man Fisch mochte.

Oliver zog sein Jackett aus und hängte es über die Stuhllehne. Miriam konzentrierte sich auf das Essen und riskierte dann einen kurzen Blick in das Bambuswäldchen. Kein roter Haarschopf war zu sehen. Vermutlich hatte sie sich getäuscht. „Wie gut kennst du eigentlich diesen Bergmann?“, fragte sie.

„Er hat ein Handicap von 36 und engagiert vorzugsweise junge Studentinnen als Caddies", erwiderte Oliver.

Miriam verdrehte die Augen. „Im Ernst, bitte."

„Wir kennen uns seit zwanzig Jahren. Er ist inzwischen mehr als nur ein guter Bekannter." Oliver lächelte. „Sollte ich jemals eine Bank ausrauben, hätte ich ihn gerne an meiner Seite."

„Das ist ein etwas zweifelhaftes Kompliment", bemerkte Miriam.

„Es sollte auch kein Kompliment sein, sondern eine Charakterisierung. Markus ist immer zu einhundert Prozent fokussiert, im Geschäft kämpft er mit harten Bandagen. Privat ist er ein loyaler Freund. Wenn er etwas zusagt, kannst du dich auf ihn verlassen."

Miriam trank einen Schluck Wein. „Würde er einen korrupten Beamten bestechen?"

Oliver runzelte die Stirn. „Warum fragst du das?"

„Weil dein loyaler Freund im Verdacht steht, genau das zu tun."

Oliver lehnte sich zurück. Seine Miene verdunkelte sich.

Miriam seufzte. „Oliver, bitte, ich muss alles über meinen Kunden wissen, damit ich ihm helfen kann."

„Hier in Deutschland wird ihm Bestechung vorgeworfen?", hakte er nach.

„Nein, in Indien."

Oliver zuckte die Achseln. „Andere Länder, andere Sitten."

„Was soll das heißen?"

„Das soll heißen, dass eine gewisse kulturelle Anpassung vonnöten ist, wenn man international erfolgreich sein will. Jetzt tu nicht so, als wäre dir das neu."

„Und das schließt Folter und Mord mit ein?", fragte Miriam barsch.

„Was redest du denn da?", entfuhr es Oliver. „Du bist ganz schön seltsam drauf, weißt du das?"

„Entschuldige. Ich muss einfach wissen, wie vertrauenswürdig der Mann ist. Ich kann keine erfolgreiche Kampagne fahren, wenn er hinter meinem Rücken alles unterminiert."

Oliver runzelte besorgt die Stirn. „Überfordert dich der Auftrag?"

„Nein, und das weißt du auch!"

Oliver nickte langsam. „Vertrau ihm so, wie du mir vertrauen würdest."

Miriam lächelte. „Das reicht mir", sagte sie, und gleichzeitig spürte sie, wie sich ein kleiner, harter Klumpen in ihrem Magen bildete.

Oliver nahm ihre Hand und küsste sie. „Du bist die Beste!"

Sein Handy klingelte. Er runzelte verärgert die Stirn und warf einen Blick auf das Display. „Mist. Da muss ich rangehen. Entschuldige mich bitte einen Augenblick."

„Natürlich, kein Problem."

Oliver nahm den Anruf entgegen, stand auf und ging forschen Schrittes hinaus. Miriam blickte ihm hinterher und fühlte sich mit einem Mal seltsam leer.

Erneut glaubte sie, aus den Augenwinkeln einen roten Haarschopf wahrzunehmen, doch als sie herumfuhr, war da nur der sanft wogende Bambus.

Ein leises Klingeln verkündete den Erhalt einer Kurznachricht. Miriam zog ihr Handy aus der Handtasche, stellte jedoch verblüfft fest, dass bei ihr nichts eingegangen war. Auch vom Nachbartisch her hatte das Geräusch nicht kommen können, denn der war zu weit entfernt.

Ihr Blick wanderte zu Olivers Jackett. Ehe der Gedanke in ihr Raum gewinnen konnte, dass dies nicht unbedingt ein Zeichen von Vertrauen war, hatte sie auch schon seine Taschen abgetastet. Tatsächlich – sie fühlte die Kontur eines Smartphones. Das war seltsam. Oliver hatte immer nur ein Gerät gehabt, das er sowohl beruflich als auch privat nutzte.

Das geht dich nichts an, flüsterte eine mahnende Stimme in ihrem Inneren. Doch Miriams Hand ignorierte die Warnung und fischte das Smartphone heraus.

Oliver hatte eine Nachricht von einer gewissen Mia erhalten. Der Sperrbildschirm gestattete ihr nur einen Blick auf die erste Zeile, die aus einem Katzen-Emoji und mehreren Herzchen bestand.

Miriam runzelte die Stirn. Was hatte das denn zu bedeuten? Sie versuchte, den Bildschirm zu entsperren, doch Olivers gewohntes Muster funktionierte nicht.

„Wer zum Henker bist du, Mia?", murmelte Miriam. Der bittere Geschmack der Eifersucht legte sich auf ihre Zunge. Aber passte das? Oliver war definitiv nicht der Typ für Katzen-Emojis und Herzchen. Wer auch immer diese Mia war – sie schien Oliver nicht besonders gut zu kennen.

Miriam schob das Handy zurück in die Jacketttasche. Als sie aufblickte, zuckte sie so heftig zusammen, dass sie mit dem Arm ihr Weinglas umstieß. Direkt vor ihr stand Jonna und sah sie mit großen Augen an.

„Verdammt! Musst du mich so erschrecken?", entfuhr es Miriam.

Die Kleine verzog das Gesicht. „Das ist nicht die Frage, die du stellen solltest."

Miriam presste die Lippen zusammen und stellte das Weinglas wieder auf. Vielleicht würde das Mädchen verschwinden, wenn sie es einfach ignorierte.

Sie tupfte den verschütteten Wein auf und platzierte ihre Serviette über dem Fleck auf dem Tischtuch, um das Malheur zu vertuschen.

Eine Hand legte sich auf ihre Schulter, und sie zuckte erschrocken zusammen.

„Hey", sagte Oliver, halb verärgert, halb belustigt, „was ist denn heute los mit dir?"

Jonna stand noch immer vor dem Tisch und sah schweigend zu ihr auf. „Nichts." Miriam erhob sich und wandte sich zu Oliver um. „Lass uns von hier verschwinden."

Er runzelte fragend die Stirn.

„Ich hab einen unbändigen Appetit auf den Nachtisch!", wisperte Miriam in sein Ohr.

Oliver grinste. „Na, wenn das so ist, dann sollte ich dich wohl schnellstens nach Hause bringen."

Miriam vermied es, sich noch einmal umzusehen. Aber sie hatte das ungute Gefühl, den Blick des rothaarigen Mädchens im Nacken zu spüren.

Wie immer fuhr Oliver zügig, und Miriam stellte das Radio laut. Sie wollte nicht reden, und sie wollte auch keine Stimmen hören, vor allem nicht die ihres jüngeren Ichs, das ihr einen Vortrag darüber hielt, was sie zu tun und zu lassen hatte.

Sie parkten im Halteverbot. Das Geld für die Strafzettel hatte Oliver längst in sein Budget eingeplant, genauso wie Benzin- und Wartungskosten.

Als sie die Treppe zu ihrer Wohnung emporstiegen, legte er einen Arm um ihre Hüfte und zog sie näher zu sich. Seine warmen Lippen liebkosten ihren Nacken, während Miriam die Tür aufschloss. Kaum waren sie in der Wohnung, drückte er sie hart gegen die Wand und küsste sie leidenschaftlich. Der Bewegungsmelder hatte das gedimmte Flurlicht aktiviert. Ihre Playlist spielte „You needed me" von Rihanna.

Miriam erwiderte den Kuss. Aber in ihrem Kopf schwirrte nur ein einziger Gedanke umher. *Wer ist Mia?*

Olivers Hände glitten unter ihre Bluse und strichen über ihre Haut. Bislang hatte sie seine Leidenschaft stets als erregend empfunden. Doch jetzt spürte sie nur eine seltsame Leere in sich.

Vor ihrem inneren Auge sah sie Jonnas große, fragende Augen auf sich ruhen.

Verdammt, fluchte Miriam innerlich, *verschwinde endlich! Verschwinde aus meinem Leben!*

Sie presste ihren Körper an Olivers. Er hob sie hoch und wandte sich Richtung Schlafzimmer.

In diesem Moment drang ein lauter Knall in ihre Wohnung. Miriam zuckte zusammen. „Was war das?"

„Keine Ahnung, eine Tür vermutlich."

„Nein. Das war keine Tür!"

„Ist doch egal." Er küsste ihren Hals. Seine Lippen wanderten tiefer.

„Lass mich runter!"

„Was?"

Sie stemmte sich gegen ihn. „Lass mich runter!"

Er lockerte seinen Griff. Als Miriams Füße den Boden berührten, drückte sie sich von ihm weg. „Da stimmt was nicht."

„Was soll denn da nicht stimmen?", brummte er verärgert.

„Irgendetwas mit Gerda." Miriam wandte sich von ihm ab.

„Wer zum Henker ist Gerda?"

„Meine Nachbarin. Irgendetwas stimmt da nicht. Warte kurz. Ich bin gleich wieder da."

Oliver schnaufte und fuhr sich frustriert durch die Haare. „Ja, schon gut."

Miriam schlüpfte in den Hausflur und hastete die Stufen hinunter. Sie klopfte an Gerdas Tür, doch niemand reagierte. Stattdessen hörte sie die alte Dame schimpfen.

„Verflixte Mistviecher!" Dann war ein mechanisches Klicken zu hören, und im nächsten Moment krachte es ohrenbetäubend.

Miriam zuckte erschrocken zusammen. Das war definitiv keine Tür gewesen. „Gerda!", rief sie und hämmerte gegen die Wohnungstür.

„Ruhe, verdammt noch mal!", erklang die verärgerte Stimme von Herrn Krause aus der gegenüberliegenden Wohnung.

„Gerda, mach auf!"

„Ist ja gut, Kindchen, beruhige dich. Ich komm ja schon."

Der Türriegel wurde zurückgeschoben, und das faltige Gesicht von Gerda Kühnemann erschien im Türspalt. „Was ist denn?", fragte sie barsch. Der charakteristische Geruch von verbranntem Schießpulver lag in der Luft.

„Lass mich bitte rein."

„Warum?"

„Bitte!"

Die alte Frau kniff die Augen zusammen. „Du siehst ziemlich zerzaust aus. Hast du wieder Ärger mit einem Kerl?"

„Vielleicht?", erwiderte Miriam nach kurzem Zögern.

Gerda seufzte. „Na gut, komm rein."

Miriam trat ein. Sie hatte sich nicht getäuscht. An der Wand lehnte das Jagdgewehr. Ein dünner Rauchfaden stieg aus dem Lauf.

Die alte Dame griff entschlossen nach dem Gewehr, fischte eine Patrone aus ihrer Bademanteltasche und schob sie in die Kammer.

„Gerda", fragte Miriam in ruhigem Tonfall, „was machst du da?"

„Ich lade nach, Schätzchen."

„Das sehe ich. Aber warum? Worauf schießt du hier am späten Abend?"

„Die Mistviecher stehlen die ganze Ernte." Sie wandte sich um, schlurfte durch das Wohnzimmer und hinaus auf den Balkon. Ein paar Krähen umflatterten den großen Kastanienbaum. „Euch mach ich fertig!", knurrte sie und legte die Flinte an.

Behutsam legte Miriam ihr eine Hand auf die Schulter. „Gerda?", fragte sie sanft. „Warum schießt du die Krähen von der Kastanie in unserem Hof?"

Die alte Dame schnaufte verächtlich. „Warum ich …?" Sie verstummte. Ein Hauch von Unsicherheit zeigte sich auf ihrem

Gesicht. „Wegen Papa!“, stieß sie hervor. „Papa hat gesagt, ich soll sie beschützen.“

„Wen sollst du beschützen?“

„Na, die Obstbäume ... im Garten. Die Krähen fressen uns die ganze Ernte weg.“

„Aber das ist kein Obstbaum“, sagte Miriam ruhig. „Das ist eine Kastanie.“

Gerda zog die Nase kraus und schniefte. „Hm, ja ... da ist was dran.“ Sie ließ das Gewehr sinken.

Miriam lächelte erleichtert. „Komm, wir gehen wieder rein. Es ist ziemlich frisch hier draußen.“

„Du bist ganz schön zimperlich, Mädchen“, brummte Gerda. Aber dann drehte sie sich um und ging zurück ins Wohnzimmer. Miriam folgte ihr und schloss sorgfältig die Balkontür hinter sich.

Die alte Frau setzte sich in ihren Fernsehsessel und legte das Gewehr auf ihren Oberschenkeln ab. „Willst du einen Keks?“

„Nein, danke“, sagte Miriam.

„Gut. Ich weiß nämlich gar nicht genau, ob ich noch welche im Haus habe.“

„Wie wäre es, wenn du mir das Gewehr gibst?“, schlug Miriam vor. „Oder hast du vor, heute noch Jagd auf Weberknechte zu machen?“

„Du weißt doch gar nicht, wie man damit umgeht.“ Geschickt entlud Gerda die Waffe und reichte sie Miriam. „Sonst schießt du dir noch in deine hübschen Füßchen“, kommentierte sie trocken.

Miriam nahm das Gewehr entgegen und stellte es zurück in den Waffenschrank in der Diele. Sie schloss ab und betrachtete nachdenklich den Schlüssel in ihrer Hand. Vielleicht sollte sie ihn einfach mitnehmen. Eine Waffe in den Händen einer Frau mit beginnender Demenz konnte gefährlich sein. Aber dann erinnerte sie sich daran, was ihre Nachbarin für sie getan hatte, und verwarf den Gedanken wieder. Stattdessen legte sie den Schlüssel zurück an seinen gewohnten Platz oben auf dem Schrank.

Sie hatte Gerda ein paar Tage nach ihrem Einzug kennengelernt. Kurz zuvor hatte sie sich nach einem Streit von Oliver getrennt. Mehr aus Rache als mit klarer Absicht war Miriam dann eines Abends ausgegangen und hatte in einer Bar hemmungslos mit irgendeinem Typen geflirtet, von dem sie inzwischen nicht mal mehr den Namen wusste. Der Kerl schien nett zu sein und hatte angeboten, sie nach Hause zu bringen. Tja, und dann hatte er erwartet, als Aufwandsentschädigung eine Belohnung zu erhalten. Er war aufdringlich geworden. Miriam hatte ihm eine Ohrfeige verpasst, und da waren die Sicherungen bei ihm durchgebrannt. Er hatte sie gewürgt und zurück zu seinem Auto geschleift. Wahrscheinlich hätte er sie auf dem Rücksitz vergewaltigt, wenn nicht mit einem Mal Gerda Kühnemann am offenen Küchenfenster gestanden hätte.

Miriam erinnerte sich noch gut daran, was damals in ihr vorgegangen war. Ihr Puls hatte gehämmert, sie hatte sich entsetzlich hilflos gefühlt.

Und plötzlich befand sie sich wieder in jener schrecklichen Nacht von vor zwei Jahren ...

Der Alkoholdunst des Mannes schlägt ihr ins Gesicht. Miriam sieht die Gier und die Wut in seinen Augen.

„Ich schlage vor, du machst die Fliege, Bürschchen, und zwar zackig!“

Der Typ fährt herum. Seine Augen suchen die Hausfassade ab. Im dritten Stock ist ein Fenster geöffnet. Eine alte Dame schaut heraus. Sie hält etwas Längliches im Arm. Von ihrer Position aus kann Miriam den Gegenstand nicht genau erkennen.

„Verpiss dich, Alte!“, brüllt der Typ und greift Miriam derb ins Haar.

Im nächsten Augenblick kracht ein Schuss durch die Luft und zerschmettert die Seitenscheibe des SUV. Glassplitter rieseln zu Boden.

Der Mann lässt Miriam los und macht einen Satz zur Seite. „Bist du irre?", stammelt er.

„Huch, wie konnte das denn passieren?" Die Stimme der Frau klingt beinahe fröhlich. „Eigentlich wollte ich nur in die Luft schießen. Aber wenn ich schon mal dabei bin ..." Ein mechanisches Klacken ist zu hören, dann pfeift eine Kugel nur einen halben Meter an dem Typen vorbei und schlägt in der Beifahrertür ein.

Der Kerl wird kreidebleich. „Was soll das?"

„Tut mir leid. Eigentlich wollte ich deine rechte Kniescheibe treffen", erklärt die alte Dame gelassen. „Aber das haben wir gleich."

Miriam hört, wie sie nachlädt.

Der Typ sieht aus, als würde er jeden Moment die Kontrolle über seine Blase verlieren, dann hechtet er mit einer Geschwindigkeit in seinen Wagen, die Miriam ihm nicht zugetraut hätte.

Erneut fällt ein ohrenbetäubender Schuss.

Miriam sieht nirgendwo eine Kugel einschlagen, vermutlich hat die Frau in die Luft geschossen. Aber der Typ heult vor Angst auf, gibt Gas, würgt den Motor ab, startet ihn neu und braust mit quietschenden Reifen davon.

Miriam löst sich aus ihrer Schockstarre und blickt hinauf zum Fenster.

Ein Lächeln zeigt sich auf dem faltigen Gesicht ihrer Nachbarin. „Komm rauf, Mädchen, ich koch uns eine schöne Tasse Tee."

„Alles in Ordnung, Schätzchen?", hörte sie Gerda aus dem Wohnzimmer rufen. „Oder hast du dich in der Diele verlaufen?"

Ein Lächeln huschte über Miriams Züge. Sie gesellte sich wieder zu ihrer Nachbarin ins Wohnzimmer und plauderte eine Weile mit ihr. Es war ein belangloses Gespräch, aber die alte Frau schien die Gemeinschaft zu genießen, und seltsamerweise ging es Miriam ganz ähnlich.

Als sie nach einiger Zeit Schritte im Treppenhaus und gleich darauf das Klacken der Eingangstür vernahm, wusste sie, dass

Oliver gegangen war. Erstaunlicherweise verspürte sie fast so etwas wie Erleichterung darüber.

Eine weitere halbe Stunde später war die alte Dame zu Bett gegangen, und Miriam ging zurück in ihre leere Wohnung. Sie rechnete damit, dass Oliver ihr eine Nachricht hinterlassen hatte. Aber da war nichts.

Miriam erwog, ihm zu schreiben, aber dann schaltete sie ihr Handy einfach aus.

Wer ist Mia?, ging es ihr erneut durch den Kopf, als sie wenig später unter ihre Bettdecke schlüpfte und das Licht löschte.

Zwischen Tonerkartuschen und Aktenvernichter

Tauperlen glitzerten in der Morgensonne, und zwei Spatzen hüpften aufgeregt zwitschernd über den schmalen Rasenstreifen des Vorgartens. In der Kirschlorbeerhecke sangen Buchfinken und Rotkehlchen um die Wette.

Doch von alldem nahm Miriam nichts wahr, als sie am Morgen zu ihrem Wagen hastete. Sie hörte ihre Mailbox ab, während sie sich über den Handwerker ärgerte, der sie mit seinem schmutzigen weißen Kastenwagen zugeparkt hatte. Sie musste fast eine Minute rangieren, ehe sie endlich losfahren konnte.

Der zähfließende Verkehr auf der Stadtautobahn besserte ihre Laune nicht, und so war sie in einer etwas angespannten Stimmung, als ihre Assistentin Lena sie mit einem Kaffee begrüßte. „Guten Morgen, gut geschlafen?"

„Geht so. Danke." Miriam nahm den Becher entgegen. Als sie jedoch daran nippte, war das Gebräu so heiß, dass sie sich die Zunge verbrannte. „Verflixt!"

„Tut mir leid", sagte Lena, wirkte aber nicht sonderlich reumütig. „Die Praktikantin ist heute nicht aufgetaucht, deshalb hat sich Luis um den Kaffee gekümmert. Er behauptet, die Kaffeemaschine ist jetzt perfekt eingestellt."

Miriam verdrehte die Augen.

„Soll ich gleich mit dem Briefing starten?", fragte Lena.

Miriam setzte sich, und ihre Assistentin lehnte sich an den Besprechungstisch.

„Okay, leg los. Aber fang bitte mit irgendetwas Positivem an."

„Geht klar!" Lena schmunzelte. „Unsere Eigentümer laden Sebastian und dich zu einer außerordentlichen Gesellschafterversammlung ein."

Miriam hob die Brauen. Das entsprach nicht der üblichen Vorgehensweise. „Was ist der Anlass?", fragte sie deshalb.

„Das wurde nicht gesagt."

Miriam bemerkte das Funkeln in Lenas Augen. „Und was sagen die Gerüchte?", hakte sie nach.

„Na ja, wie es scheint, sind die Damen und Herren nicht mehr ganz so zufrieden mit der Arbeit des derzeitigen Geschäftsführers. Es fielen Schlagworte wie Richtungswechsel, frisches Blut und ... Frauenpower."

Ein Prickeln überlief Miriams Haut, aber sie ließ sich nichts anmerken. „Interessant", bemerkte sie kühl, „aber noch sind das nicht mehr als Gerüchte, oder?"

Lena nickte, offensichtlich enttäuscht, dass ihre Chefin diese Neuigkeiten scheinbar so gleichgültig aufnahm.

„Dann sollten wir alles daransetzen, einen guten Job zu machen. Wenn wir den Hoehnbeck-Auftrag erfolgreich abschließen, haben wir die besten Argumente in der Hand. Was steht sonst noch an?"

Lena ratterte ihre Liste herunter, und Miriam verbrachte die nächste halbe Stunde damit, ihrer Assistentin Aufträge zu erteilen.

Als sie schließlich allein vor ihrem Rechner saß, ballte sie triumphierend die Fäuste. Man konnte über Lena sagen, was man wollte, aber sie war stets bestens informiert. Miriam war nah dran an ihrem größten Triumph, sehr nah sogar. Es konnte nicht schaden, sich gut auf die Sitzung vorzubereiten.

Sie begann, eine Liste aller Geschäftsabschlüsse der letzten drei Jahre zu erstellen, die Sebastian und sie getätigt hatten. In den ersten zwei Jahren lag sie deutlich hinter ihm.

Unbewusst nahm Miriam ein Geräusch wahr, das sie irritierte, doch sie verdrängte es und konzentrierte sich stattdessen auf die Liste der Abschlüsse im letzten Jahr. Hier änderte sich der Gesamteindruck. Bereits vor dem Hoehnbeck-Deal hatten sich ihre Erfolgskurven einander angenähert und nahezu gleichauf gelegen. Mit Hoehnbeck lag Miriam nun unerreichbar weit vorn. Wenn sie hier erfolgreich wäre, würde sich das herumsprechen. Damit eröffneten sich ihnen völlig neue Märkte; die Agentur würde mit einem Mal in einer ganz anderen Liga spielen.

Miriam hielt einen Augenblick inne, um sich ihren Triumph auszumalen. Ein Gedanke ließ sie stutzen. Würde es eigentlich irgendjemanden geben, der sich mit ihr freuen würde? Sicherlich würden einige an ihrem Erfolg partizipieren. Lena würde beruflich aufsteigen, Luis könnte mit einem dicken Bonus rechnen, ebenso wie einige andere. Aber würde sich jemand für sie freuen? Ihre Eltern lebten nicht mehr. Sie hatte keine Freundin, mit der sie mehr als oberflächliches Geplauder verband. Und Oliver? Das war schwer zu sagen. Natürlich würde er ihr gratulieren, aber wahrscheinlich würde er sich selbst mindestens genauso gratulieren – schließlich war er es gewesen, der den Kontakt zu Hoehnbeck eingefädelt hatte. Ein Umstand, der sein Image als Dealmaker im Hintergrund sicherlich festigen würde.

Miriam runzelte die Stirn, doch keine dieser Erkenntnisse sollte sie sonderlich überraschen. Sie wusste, wie die Leute tickten: Letztlich war sich doch jeder selbst der Nächste. Das war die Grundlage ihres beruflichen Erfolgs. Seltsam nur, dass die Aussicht auf ihren größten Triumph mit einem Mal so schal schmeckte.

Das Geräusch, das sie permanent wahrgenommen, bislang aber nicht in ihr Bewusstsein hineingelassen hatte, trat nun deutlicher zutage. Es war ein leises Schluchzen.

Nach kurzem Zögern stand Miriam auf. Hier im Büro war sie allein. Ein Blick durch die Glastür zeigte ihr, dass niemand im Gang war. Sie legte ein Ohr an die Gipskartonwand zum Nebenraum. Es war eindeutig. Das Schluchzen kam aus dem Kopierraum.

Miriam zögerte erneut. Vielleicht sollte sie es einfach ignorieren. Was ging es sie schon an? Wahrscheinlich wäre das der Person ohnehin lieber. Im Regelfall suchte man den Kopierraum ja nicht auf, weil man unbedingt Gesellschaft haben wollte.

„Ist jetzt nicht dein Ernst?!", erklang plötzlich eine kindliche Stimme neben ihr.

Miriam zuckte zusammen und gab ein erschrockenes Quieken von sich. „Meine Güte, musst du immer so plötzlich auftauchen?", entfuhr es ihr.

Jonna zuckte die Achseln. „Genau genommen war ich die ganze Zeit hier. Du hast nur woanders hingeguckt."

„Das ist vollkommener Blödsinn! Du stehst direkt neben dem Schreibtisch. Ich hätte dich bemerken müssen, sobald ich den Raum betreten hatte!"

Die Kleine verdrehte die Augen. „Okay, du bist erwachsen, das macht die Sache schwieriger. Aber du kannst doch nicht alles vergessen haben!"

„Wovon bitte schön redest du?"

„Es gibt verschiedene Augen, nicht nur die in deinem Kopf, sondern auch die in deinem Herzen."

Miriam spürte ein leichtes Stechen in der rechten Schläfe. Es hatte etwas ungemein Anstrengendes, sich von seinem neunjährigen Ich belehren zu lassen. „Keine Diskussionen, bitte. Sag mir einfach, was du von mir willst!"

„Ich weiß, es klingt wie eine Ausrede, aber die eigentliche Frage lautet: Was willst DU?", erwiderte Jonna.

Wieder war ein leises Schluchzen aus dem Nebenraum zu hören.

Miriam wandte sich abrupt um, verließ ihr Büro und öffnete die Tür zum Kopierraum, der auch als Materiallager diente. Irgendjemand hatte das Licht ausgeschaltet, der fensterlose Raum lag im Dunkeln. Sie berührte den Schalter, und die LED-Leuchte flammte auf.

Das Schluchzen verstummte.

„Hallo?“ Miriam ging an dem großen Kopierer vorbei. Zwischen dem Aktenvernichter und einem Karton mit Tonerkartuschen hockte eine Gestalt, den Rücken an die Wand gelehnt, die angewinkelten Beine mit den Armen umschlungen und den Kopf nach unten geneigt, sodass die langen Haare das Gesicht verdeckten.

Miriam stand da wie erstarrt. *Was mache ich hier eigentlich?*, schoss es ihr durch den Kopf. Der Impuls, sich einfach umzudrehen und den Raum zu verlassen, war ungeheuer stark. *Das hier ist nicht mein Problem. Ich bin keine Psychologin. Meine Kompetenzen liegen woanders.*

Unvermittelt spürte sie eine Berührung. Eine kleine Hand ergriff die ihre. Miriam senkte den Kopf. Jonna blickte zu ihr auf. Ihre kindlichen Gesichtszüge strahlten eine Ruhe und eine Zuversicht aus, die irgendwie ansteckend waren. *Niemand erwartet von dir, dass du alle Probleme löst,* schienen sie zu sagen. *Tu einfach nur, was du tun kannst. Alles andere liegt nicht in deiner Hand.*

„Hey“, Miriam trat näher und ging in die Hocke, „was ist los?“

Die Gestalt hob den Kopf ein wenig. Durch die Haarsträhnen hindurch sah Miriam rot geweinte Augen, verschmiertes Make-up und eine triefende Nase. Es war die Praktikantin. In einem erschreckenden Moment der Selbsterkenntnis wurde Miriam bewusst, dass sie sich nicht einmal den Namen der jungen Frau gemerkt hatte.

Na und?, verteidigte sie sich gegenüber sich selbst. *Wer in dieser Branche überleben will, muss sich einen Namen machen. Hier bekommt man nichts geschenkt. Nur wer sich die Aufmerksamkeit anderer verdient, wird beachtet.* Das war eine der ersten Lektionen ihres Berufslebens gewesen.

Ihr Blick fiel auf Jonna, und unwillkürlich kam ihr der Gedanke, dass es in diesem Moment durchaus an der Zeit sein könnte, die erlernten Lektionen infrage zu stellen.

Miriam schluckte. Dann fragte sie leise: „Was ist passiert?“

Die junge Frau schluchzte auf. Miriam holte eine Packung Taschentücher aus dem Materialschrank und reichte sie ihr. Geduldig wartete sie, bis ihr Gegenüber sich die Nase geputzt und die Tränen abgewischt hatte.

„Ich … ich schaff das nicht!“, stieß die junge Frau hervor.

„Was schaffst du nicht?“

„Alles!“ schluchzte die Praktikantin. „Für meine Mutter bin ich zu dumm, für meinen Vater zu uninteressant. Meine Schwester hält mich für oberflächlich, mein Freund für zu dick. Ich habe die Eignungsprüfung für die Kunsthochschule nicht bestanden. Meine Freundinnen finden mich langweilig.“ Sie schluchzte auf. „Selbst im Praktikum versage ich!“

Miriam blickte in das verheulte Gesicht der jungen Frau. Ein Teil von ihr wollte sie anfahren, sich endlich zusammenzureißen, doch ein anderer Teil erinnerte sich …

„Miriam“, Papas Gesicht blickt ernst auf sie hinab, „der Teufel in der Hölle feiert gerade ein Freudenfest. Und weißt du auch, warum?“

Miriams Magen fühlt sich an wie ein fester Klumpen. Stumm schüttelt sie den Kopf.

„Weil du die Sünde mehr liebst als Jesus.“

Der Klumpen in Miriams Innerem wird immer fester und schwerer.

„Du hast uns belogen, und nicht nur das. Du hast deine Freundin dazu gebracht, ebenfalls zu lügen. Was glaubst du, bedeutet es, wenn in der Heiligen Schrift steht: Du sollst Vater und Mutter ehren? Meint Gott damit etwa, du sollst deine Eltern hintergehen?“

„Das … das wollte ich doch nicht!“

„Da!“ Nun blitzen Papas Augen voller Zorn. „Du tust es schon wieder! Du lügst. Oder willst du etwa behaupten, du hättest es nicht von Anfang an geplant, uns zu hintergehen?“ Er presst die Lippen zusammen und schüttelt den Kopf. „Ich kann dir gar nicht sagen, wie enttäuscht ich von dir bin.“

Miriam senkt den Kopf. „Es tut mir leid.“

Papas zorniger Blick scheint sich in ihre Seele zu bohren. „Ich höre deine Worte, aber kann ich ihnen auch glauben? Prüfe dein Herz, Miriam, tu Buße und sieh zu, dass du nicht die Sünde wider den Heiligen Geist begehst, die nie vergeben werden kann.“

Papas Gesicht verschwimmt vor ihren Augen, Tränen rinnen ihr über das Gesicht. „Das wollte ich nicht!“

„Heike, bring sie in ihr Zimmer.“

Schweigend ergreift Mama Miriams Hand.

„Das wollte ich nicht, Mama, wirklich! Das wollte ich nicht!“

Mama sagt kein Wort. Im Kinderzimmer lässt sie Miriams Hand wieder los, wendet sich um und verlässt schweigend den Raum. Als sie die Tür hinter sich schließt, hat Miriam das Gefühl, auch die Pforten des Himmels würden sich für immer schließen.

Noch immer keimte Wut in Miriam auf, wenn sie an diese Episode zurückdachte. Ihre Eltern hatten ihr damals verboten, auf die Sommerparty der sechsten Klasse zu gehen. Miriam hatte gewusst, dass jede Diskussion zwecklos war. Also hatte sie nicht mehr darüber gesprochen. Irgendwann hatte sie darum gebeten, sich mit ihrer Freundin treffen zu dürfen. Doch anstatt gemeinsam Englisch zu lernen, waren sie heimlich zu der Feier gegangen. Doch ihr Geheimnis war keines geblieben. Für ihre Eltern war das ein maßloser Vertrauensbruch gewesen. Miriam hatte die Enttäuschung in aller Deutlichkeit zu spüren bekommen. Ihre Mitschüler hingegen fanden die Geschichte einfach nur lächerlich. „Hey, gehörst du jetzt zu den Amischen?“, hatte jemand sie am nächsten Schultag begrüßt, und die ganze Klasse hatte gelacht, obwohl sicher nicht mal die Hälfte wusste, wer die Amischen überhaupt waren. Monatelang hatte man sie damit gehänselt.

Miriam wusste, wie es sich anfühlte, nichts und niemandem zu genügen.

Plötzlich spürte sie eine kleine Hand auf ihrer Schulter und Lippen, die ihr kitzelnd ins Ohr flüsterten: „Sag es! Sag es ihr!“

Miriam räusperte sich. „Ich kenne deine Familie und deine Freunde nicht“, begann sie vorsichtig. „Aber ich habe ernsthafte Zweifel daran, dass dein Freund es wert ist, jemanden wie dich zur Freundin zu haben. In jedem Fall braucht er eine neue Brille, wenn er dich für zu dick hält. Von Kunst habe ich keine Ahnung, und ich weiß auch nicht, wie unterhaltsam man sein muss, um von deinen Freundinnen akzeptiert zu werden. Aber eines weiß ich mit Sicherheit: In diesem Praktikum hast du nicht versagt.“

Auf das verheulte Gesicht der jungen Frau trat ein Ausdruck des Erstaunens.

„Es ... es tut mir leid, dass ich dich unfair behandelt habe. Ich war zickig zu dir, und das hast du nicht verdient. Ich ... ich hätte dich gern weiterhin in meinem Team. Wollen wir einen Neustart wagen?“

Die Praktikantin schniefte und sah Miriam einen Augenblick lang schweigend an. Dann nickte sie. „Okay. Was soll ich jetzt tun?“

„Geh nach Hause, stell dich unter die Dusche und schlaf dich mal richtig aus. Es reicht, wenn du morgens um 8 Uhr hier bist.“ Miriam stand auf und half der jungen Frau auf die Beine. „Alles Weitere besprechen wir dann, okay?“

Ein dankbares Lächeln war die Antwort.

Die Praktikantin ging zur Tür.

„Warte“, sagte Miriam. „Es wäre schön, wenn du wieder das Kaffeekochen übernehmen könntest. Das Gebräu, das ich heute vorgesetzt bekommen habe, grenzte an Körperverletzung.“

Ein Lächeln huschte über das Gesicht der jungen Frau. Sie nickte Miriam zu und schlüpfte aus dem Raum.

Ein rhythmisches dumpfes Pochen war zu vernehmen. Miriam wandte sich um. Jonna saß auf dem Karton mit den Tonerkartuschen und ließ die Füße baumeln.

„Cool, oder?“, fragte sie grinsend.

„Was, dass du mit deinen Schuhen gegen den Karton trommelst?“

„Nee, wenn man das Richtige tut und merkt, dass es nicht nur richtig, sondern auch gut ist.“

Miriam schnaufte. „Ich habe keine Ahnung, was du damit meinst.“

„Natürlich weißt du das. Du willst es nur nicht zugeben.“

„Ach ja, und warum nicht?“

„Weil sich dann etwas ändern würde, und davor hast du Angst.“

Miriam zuckte die Achseln und wandte sich um. Irgendetwas in ihr sträubte sich dagegen, über die Worte ihres jüngeren Ichs nachzudenken. „Ich hab zu tun. Du kannst gerne hierbleiben und weiter Tonerkartuschen treten.“

Sie ging hinüber in ihr Büro und setzte sich an den Schreibtisch. Als sie gerade damit begonnen hatte, die Ergebnisse der Geschäftsabschlüsse in eine Tabelle einzutragen, um daraus eine Grafik zu erstellen, bemerkte sie Jonna neben sich. Die Kleine hatte die Arme auf den Schreibtisch gelegt und den Kopf darauf gebettet. Sie linste mit einem Auge auf den Bildschirm und gähnte. „O Mann“, murmelte sie, „das ist jetzt nicht dein Ernst, oder?“

„Du kannst dich gerne verziehen, wenn dir langweilig ist“, schlug Miriam vor.

„Das würde ich ja, aber ich kann dich doch nicht im Stich lassen.“

„Doch, das kannst du“, erwiderte Miriam rasch, „ist überhaupt kein Problem für mich!“

Jonna richtete sich auf. „Wie kannst du deine kostbare Zeit mit so etwas unfassbar Ödem verschwenden?“, fragte sie vorwurfsvoll.

„Geh spielen, wenn du Tabellen nicht magst.“

„O Mann!“ Jonna verdrehte die Augen. „Es geht doch nicht um die Tabelle! Gerade eben hast du noch die Augen deines Herzens benutzt, und schon machst du sie wieder zu!“

„Jonna, würdest du bitte aufhören, mich zuzutexten? Ich habe zu tun!“

„Und genau das ist dein Problem. Du tust ständig irgendetwas und hörst nie zu!“

„Ach ja? Vielleicht liegt es daran, dass ich dir überhaupt nicht zuhören will!“

„Wer sagt denn, dass es um mich geht?“

„Weißt du, was?“, fauchte Miriam. „Du bist die nervigste Halluzination, die mir je begegnet ist!“

„Äh, stör ich?“, erklang Luis’ unsichere Stimme hinter ihr.

Miriam fuhr herum.

„Telefonierst du gerade?“, fragte der IT-ler. „Ich kann auch später wiederkommen ...“

„Nein, schon gut!“ Miriam ergriff ihr Handy und tat so, als würde sie kurz den Touchscreen bedienen. „Was gibt’s?“

„Ich habe etwas herausgefunden. Das solltest du dir besser ansehen.“

Der braune Umschlag

Miriam versuchte, Jonna zu ignorieren, die ganz selbstverständlich mitkam, als sie zum Arbeitsplatz des IT-Spezialisten gingen. „Was ist denn los?“

„Alex Thompson hat sich auf seiner Webseite eingeloggt, ein paar Einträge gemacht und diese dann gleich wieder gelöscht. Anschließend nahm er Kontakt zu einem befreundeten Arzt auf und ließ sich erklären, wie er seine Verletzungen behandeln muss.“

„Geht es ihm sehr schlecht?“, fragte Miriam.

Luis schüttelte den Kopf. „Er scheint eine bemerkenswerte Konstitution zu haben. Er hat Schmerzen und leichtes Fieber, aber wenn er an die Antibiotika kommt, die sein Freund ihm empfohlen hat, sollte er um eine Sepsis herumkommen.“

„Okay. Es gibt also ein Lebenszeichen von ihm. Das ist alles?“

Luis schüttelte den Kopf. „Vielleicht lag es an seinem angeschlagenen Gesundheitszustand, vielleicht hatte er auch keine andere Wahl. In jedem Fall hat er einen Fehler gemacht. Er loggte sich von einem Internetcafé in Jainagar aus ein, einem Ort an der Grenze zu Nepal. Das Netzwerk war kaum gesichert, weshalb ich ihn nicht nur lokalisieren, sondern auch hacken konnte. Es ist mir sogar gelungen, eine Kopie des Artikels zu machen, an dem er gerade arbeitet.“

„Hervorragende Arbeit, Luis!“

„Um ehrlich zu sein: Ich hab mich dabei ziemlich mies gefühlt.“

„Kann ich den Text sehen?“

Er nickte. „Deshalb habe ich dich hergebeten." Er öffnete eine Datei.

Miriam überflog den Text. „Das ... ist gar nicht gut."

Luis presste nur die Lippen zusammen.

„Das kannst du laut sagen", kommentierte Jonna.

Miriam warf einen finsteren Seitenblick auf das Mädchen. Wieso konnte Jonna mit ihren neun Jahren schon so gut Englisch verstehen? Das war nach Miriams Einschätzung ziemlich inkonsequent von ihrer Halluzination.

Sie konzentrierte sich wieder auf den in neutralem Tonfall verfassten Text. Der Journalist hatte offenbar ein ganzes Netzwerk von ausländischen Firmen und korrupten Regierungsbeamten enttarnt, die systematisch Menschenrechte untergruben und ein System moderner Sklaverei aufgebaut hatten. Die Beteiligten wurden zum Teil namentlich genannt. Schmiergeldsummen wurden aufgeführt, Fabrikstandorte benannt und es gab Fotos von den unmenschlichen Bedingungen vor Ort. Es war ein Szenario des Schreckens, und ganz vorn mit dabei: die Hoehnbeck AG.

Miriam biss sich auf die Lippen. Der Artikel schien sauber recherchiert zu sein. Es gab offene und verschlüsselte Quellenangaben und haufenweise Datenmaterial wie Lieferscheine, Mietverträge, Auszüge aus Quartalsabrechnungen, Kopien von Lohnbescheinigungen – kurz, es war eine Katastrophe! Sollte dieser Artikel an die Öffentlichkeit gelangen – oder womöglich sogar an eine große europäische Zeitung –, so wäre der Schaden im Grunde genommen nicht mehr abzuwenden.

„Was hat er damit vor?", fragte Miriam.

Jonna stemmte die Fäuste in die Hüften. „Das ist wirklich die erste Frage, die dir dazu einfällt?"

Luis zuckte die Achseln. „Keine Ahnung."

„Wie hat er den Text gesichert?", fragte Miriam. „In einer Cloud?"

Luis schüttelte den Kopf. „Nein, auf einem mobilen Speichermedium, vermutlich eine microSD-Karte. Irgendetwas, was man leicht verstecken kann."

Miriam nickte knapp. „Danke. Das sind sehr wichtige Informationen."

„Und ... was machen wir jetzt?"

„*Wir* machen gar nichts. Du behältst Alex Thompson im Auge und hältst mich auf dem Laufenden."

„Okay."

Miriam ging in ihr Büro zurück und schloss die Tür hinter sich.

Jonna setzte sich im Schneidersitz auf den Besprechungstisch und schaute sie erwartungsvoll an. „Und?"

„Was und?"

„Was wirst du jetzt tun?"

„Du bist ein virtuelles Konstrukt meines Unterbewusstseins. Ich habe nicht vor, meine Pläne mit dir zu besprechen."

„Dann tu doch so, als wäre ich nicht da, und sprich einfach nur laut aus, was du denkst!"

„Warum sollte ich?"

„Weil es dir hilft, dich nicht vor dir selbst zu verstecken!"

„Was redest du da für einen Schwachsinn?"

„Es macht die Sache einfach klarer, wenn du laut aussprichst: *Ich schmiede gerade Pläne darüber, wie ich ein schreckliches Verbrechen vertuschen kann.* So fällt es dir nämlich nicht ganz so leicht, dir einzureden, dass –"

„Du machst es dir ganz schön einfach", unterbrach Miriam ihr jüngeres Ich. „Bislang haben wir nur Anschuldigungen in einem unveröffentlichten Zeitungsartikel – mehr nicht. Niemand hat das seriös überprüft. Was ein Richter dazu sagen würde, ist vollkommen ungewiss. Das Problem ist: Wenn dieser Text erst einmal in der Welt ist, wird er immensen Schaden anrichten, egal, ob die Behauptungen wahr sind oder nicht. Er schafft seine eigene Wirklichkeit. Das kann große Firmen ruinieren, Tausende Arbeitsplätze kosten und unzählige Menschen in den Abgrund reißen."

„Du glaubst, dass Alex lügt?", fragte Jonna.

„Kapierst du es nicht? Es spielt gar keine Rolle, was ich glaube. Entscheidend ist: Was glaubt die Öffentlichkeit?"

Jonna schüttelte traurig den Kopf. „Ich denke, da irrst du dich ..."

„Tja, bedauerlicherweise interessiert mich nicht, was du darüber denkst. Nicht zuletzt deshalb, weil du gar nicht existierst und deshalb auch nicht denken kannst!" Miriam steckte sich ihre In-Ear-Kopfhörer in die Ohren und startete ihre aktuelle Playlist. Dann richtete sie ihre Aufmerksamkeit auf den Computerbildschirm.

Aus den Augenwinkeln bemerkte sie, dass die Kleine die Lippen bewegte, doch ihre Worte wurden von den Bässen verschlungen, die Miriams Trommelfell bearbeiteten.

Zufrieden, dass sie die lästige Stimme des Mädchens erfolgreich ausgeblendet hatte, machte sie sich daran, ihre Optionen durchzugehen. Es war eine recht unerfreuliche Arbeit, denn trotz aller kreativen Methoden, die sie anwandte, blieben die Ergebnisse ziemlich mager.

Das Klingeln ihres Smartphones unterbrach einen Klassiker von Coldplay.

Es war Oliver. Es kam nicht häufig vor, dass er sich so früh bei ihr meldete. Sie nahm den Anruf an. „Oliver?"

„Hallo, Schatz, hast du einen Moment?"

Miriam sah sich kurz im Büro um. Erleichtert registrierte sie, dass von Jonna nichts zu sehen war. „Ja, aber wirklich nur einen Moment", erwiderte sie. „Ich habe zu tun."

„Wegen gestern Abend ...", setzte er an.

„Es tut mir leid, aber ich musste mich um Gerda kümmern."

„Warum? Hat sie keinen Pflegedienst?"

„Doch, aber sie war verwirrt."

„Das mag ja sein, aber was hat das mit dir zu tun? Du bist nicht ihre Sozialarbeiterin."

„Ich schulde ihr was!"

„Aha. Und was genau?"

Einen Augenblick lang erwog sie, ihm von der Beinahevergewaltigung zu erzählen, doch dann stellte sie sich vor, wie Oliver darauf reagieren würde. Entweder würde er versuchen, den Typen ausfindig zu machen, um ihn zur Rechenschaft zu ziehen, oder er würde Miriam mit gut gemeinten Ratschlägen überschütten, wie sie mit einer solchen Situation umgehen solle. Beides konnte sie momentan nicht gebrauchen. „Hast du deshalb angerufen?", fragte sie. „Weil du dich mit mir über meine Nachbarin unterhalten willst?"

„Nein. Ich ... vermisse dich!"

Miriam spürte, wie ihre Wut verrauchte. „Ich vermisse dich auch. Könntest du dir vorstellen, heute Abend nachzuholen, was wir gestern verpasst haben?"

„Das stelle ich mir sogar liebend gerne vor", erwiderte Oliver. Dann seufzte er leise. „Aber in drei Stunden geht mein Flieger nach New York."

Miriam kniff die Lippen zusammen. *Ist das wirklich so?,* kam es ihr in den Sinn. Bislang hatte sie nie an Oliver gezweifelt, doch jetzt beschlich sie ein ungutes Gefühl. Erneut drängte sich diese eine brennende Frage in ihr Bewusstsein. *Wer ist Mia?*

„Ich mach's wieder gut. In drei Tagen bin ich zurück. Dann unternehmen wir was Schönes. Lass dich überraschen."

„Okay", erwiderte sie. „Ich ... freu mich drauf."

„Ist alles okay bei dir?", hakte Oliver nach.

„Ja, natürlich. Ich habe nur wahnsinnig viel zu tun", antwortete Miriam rasch.

„Ich verstehe. Dann will ich dich nicht länger stören. Nur noch eine Kleinigkeit: Hast du deine Post schon durchgesehen?"

„Nein, wieso?“

„Dann solltest du das unbedingt tun“, erwiderte Oliver, ohne auf ihre Frage einzugehen. „Tschüss, bis bald.“

„Tschüss“, erwiderte Miriam.

Er legte auf.

Ihr Blick fiel auf das Postfach. Briefe aus Papier hatten bei ihr keine besonders hohe Priorität. Die meisten wirklich wichtigen Informationen erhielt sie auf digitalem Weg.

Ein brauner Umschlag zog Miriams Aufmerksamkeit auf sich. Er hatte ein Postfach als Absender.

Sie öffnete ihn und zog ein einfaches Mobiltelefon heraus. Es war nur eine einzige Nummer eingespeichert. Nach kurzem Zögern rief Miriam sie an.

„Schön, dass Sie sich melden. Ich befürchtete schon, Sie prüfen Ihr Postfach nur einmal pro Woche.“

„Herr Bergmann?“, fragte Miriam überrascht, als sie die Stimme erkannte. „Was soll diese Heimlichtuerei? Haben Sie etwa zu viele James-Bond-Filme gesehen?“

„Ich gebe zu, dieses Vorgehen ist etwas lästig, aber in unser beider Interesse. Glauben Sie mir, Sie möchten nicht, dass man uns abhört. Bitte benutzen Sie für unsere Kommunikation zukünftig nur noch dieses Telefon.“

„Sie haben meine volle Aufmerksamkeit.“

„Es gibt eine gute und eine schlechte Nachricht. Man hat den Rucksack von Alex Thompson gefunden. Er befand sich unter einem Trümmerteil in der Wellblechsiedlung unweit der Fabrik. Der Laptop darin war leider zerstört. Aber viel interessanter ist, dass man, eingenäht in die Rückenpolsterung, Drogen gefunden hat – und zwar nicht zu knapp. Zumindest genug, um den Mann für wenigstens ein Jahrzehnt hinter Gitter zu bringen.“

„Woher weiß man, dass es sein Rucksack ist?“

„Er enthielt seinen Reisepass, einige Fotos sowie weitere klar zuordenbare persönliche Gegenstände.“

„Kann man den Laptop wiederherstellen?"

„Leider nein, offensichtlich hat das Gerät bei der Explosion einen irreparablen Schaden erlitten."

Miriam glaubte ihm kein Wort. Vermutlich hatte Bergmann die Dateien schon auf seinem Computer. „Hatten wir nicht vereinbart, dass ich mich um den Journalisten kümmere?"

„Und daran hat sich auch nichts geändert", versicherte er ihr. „Einer unserer Kontakte vor Ort hat diese Information an uns herangetragen, und ich dachte mir, es wäre sicher nicht zielführend, sie Ihnen vorzuenthalten."

Miriam verdrehte die Augen. Bergmanns Rolle war garantiert nicht so passiv, wie er vorgab. „Und die schlechte Nachricht?", fragte sie.

„Man hat Alex Thompson immer noch nicht gefunden. Wenn es dem Kerl gelingt, Indien zu verlassen, haben wir ein Problem."

„Ich verstehe."

„Das hoffe ich", sagte Bergmann in kühlem Tonfall. „Sollten Sie Informationen haben, die den örtlichen Polizeibehörden helfen könnten, ihn zu finden, bitte ich darum, sie mir schnellstmöglich mitzuteilen."

„Das ist ein nachvollziehbares Anliegen", erwiderte Miriam sachlich. „Sind Sie denn sicher, dass die Beamten der Situation gewachsen sind? Immerhin haben sie ihn ja schon einmal auf dem Silbertablett serviert bekommen, und trotzdem ist er ihnen entwischt."

„Das wird nicht noch einmal passieren, glauben Sie mir."

Der eisige Tonfall des Mannes ließ Miriam frösteln.

„Vielen Dank für die Information."

„Gern geschehen", sagte Bergmann. „Ich freue mich, von Ihnen zu hören."

„Natürlich. Sollte ich relevante Informationen erhalten, erfahren Sie es als Erster."

„Darauf zähle ich.“ Bergmann legte auf.

Miriam starrte auf das Handy und runzelte die Stirn. Sie wurde nicht schlau aus diesem Kerl. Das Gespräch erschien ihr nicht so brisant, dass dafür ein gesondertes Telefon nötig gewesen wäre. Vielleicht gefiel es Bergmann einfach, sich wichtig zu machen? Oder aber, und das erschien ihr wahrscheinlicher, er traute ihr nicht und hatte ihr deshalb ein abhörsicheres Handy zukommen lassen.

Sie zuckte die Achseln und verstaute das Gerät in ihrer Handtasche.

Als sie erneut ihre Musik-App starten wollte, bemerkte sie, dass eine Nachricht bei ihr eingegangen war, und zwar eine E-Mail an ihre neue Adresse Jonna10_88@gmx.de.

Hallo Jonna,

vielen Dank für deine Nachricht. Ich freue mich über jeden, der sich für mehr Gerechtigkeit in der Welt einsetzt und an meiner Arbeit Anteil nimmt. Aber ich bin auch ein sehr neugieriger Mensch, allein schon von Berufs wegen. Daher wüsste ich gerne, von welchen gemeinsamen Interessen du sprichst.

Hoffentlich bis bald,

Alex

PS: Woher weißt du von Zimmer 1.23?

Miriam spürte, wie ihr Herz schneller zu schlagen begann. War es Zufall, dass Oliver sie genau zu dem Zeitpunkt auf Bergmann hinwies, zu dem auch Alex Thompson sich bei ihr meldete?

Wie auch immer, sie musste ihren nächsten Schritt sehr sorgfältig planen.

Erdachte Vertrauenswürdigkeit und ein unerwarteter Anruf

Miriam machte etwas früher als sonst Feierabend.

Zu Hause öffnete sie erneut Alex' E-Mail. Sie klickte auf *Antworten,* legte die Finger auf die Tastatur und verharrte.

Momentan gab es für sie nur ein Ziel: Sie musste sein Vertrauen gewinnen – um jeden Preis, so schnell wie möglich.

Nachdenklich nagte sie an ihrer Unterlippe. Irgendwie musste es ihr gelingen, eine Figur zu erschaffen, die ihn überzeugte. Aber der Mann war gewieft. Damit er Jonna10_88 vertraute, musste sie absolut glaubwürdig sein – keine Idealfigur. Eher jemand, der eine innere Zerrissenheit offenbarte.

Miriam begann zu schreiben.

Hallo Alex,

cool, dass du dich gemeldet hast. Ehrlich gesagt hatte ich nicht mit einer Antwort gerechnet – jedenfalls nicht so rasch. Angesichts deiner Situation weiß ich das sehr zu schätzen.

Ich verstehe gut, dass du mehr über mich wissen möchtest, das würde ich an deiner Stelle auch wollen. Aber auch ich muss vorsichtig sein. Warum, muss ich dir wohl nicht erklären.

Ich wurde mehr oder weniger zufällig in die Ereignisse hineingezogen, die dich beinahe das Leben gekostet hätten. Vereinfacht ausgedrückt: Ich arbeite für sehr einflussreiche Leute, die dir schaden wollen. Anfangs war es ein Job wie jeder andere für mich, aber je mehr ich mich mit den Fakten beschäftige, desto unwohler ist mir bei der Sache. Nicht zuletzt dein Blogbeitrag über Bansa ist schuld daran. Er hat mir deutlich gemacht, dass es hier um Menschen geht, nicht um Zahlen. Es kann doch nicht sein, dass Menschenleben überhaupt nicht zählen!

Miriam hielt inne und korrigierte:

Es kann doch nicht sein, dass dieser kleine Junge und seine Familie überhaupt nicht zählen! Das macht mich so wütend!

Erschrocken zuckte sie zurück. Da spiegelte sich doch etwas in ihrem Laptop. War das etwa ...?

Sie fuhr herum. *Jonna!* Das Mädchen stand hinter ihr und blickte sie an. „Musst du mich immer so erschrecken?“, fauchte Miriam.

Jonna antwortete nicht, zumindest konnte Miriam sie nicht verstehen. Die Kleine bewegte die Lippen, aber sie sprach so leise, dass Miriam nicht mehr als ein Säuseln vernahm. Und dann geschah etwas Merkwürdiges. Das Mädchen schien immer blasser zu werden. Ihre Konturen verloren an Schärfe, sie wurde durchscheinend, zuerst ihr Körper, dann ihr Gesicht. Irrte Miriam sich oder schimmerten Tränen in den großen Kinderaugen?

Sie wollte etwas sagen, doch aus irgendeinem Grund schaffte sie es nicht, die Worte über die Lippen zu bringen.

Das Mädchen verschwand.

Gut so, dachte Miriam. Aber es fühlte sich ganz merkwürdig an, als sie sich wieder ihrer E-Mail zuwandte. Nach kurzem Zögern schrieb sie:

Und deshalb habe ich beschlossen, dieses Spiel nicht länger mitzuspielen.

Zuerst wollte ich aussteigen, aber dann wurde mir klar, dass ich in der Position, in der ich jetzt bin, am wertvollsten für dich bin.

Jetzt weißt du, woher ich Zimmer 1.23 kenne. Und ich habe noch eine Information, die dich interessieren dürfte: Sie haben deinen Rucksack gefunden – mit deinem Laptop und haufenweise Drogen – eingenäht ins Rückenpolster. Die Polizei hält dich für einen Dealer und ist dir dicht auf den Fersen.

Jonna

Sie schickte die E-Mail ab. Die Antwort kam innerhalb einer Minute.

Das mit den Drogen ist eine Lüge. Ich bin weder ein Dealer noch ein Junkie.

Und diejenigen, die das in die Welt gesetzt haben, sollten vorsichtig sein. Ich habe eine Lebensversicherung abgeschlossen.

Miriam nickte. Das hatte sie befürchtet. Wenn Alex nicht bluffte – und momentan hatte er keinen Grund, das zu tun –, dann gab es noch eine weitere Person oder Institution, bei der er seine brisanten Informationen hinterlegt hatte. Wenn er starb, würden seine Rechercheergebnisse veröffentlicht werden – eine schlimmere PR-Katastrophe für Hoehnbeck war schwer vorstellbar! Das musste diesem Trottel Bergmann doch klar sein!

Nun musste sie mit Fingerspitzengefühl vorgehen. Deshalb schrieb sie:

Ich habe von Anfang an nicht geglaubt, dass du etwas mit Drogen am Hut hast. Aber das Gerücht ist nun mal in der Welt und entfaltet bereits seine Wirkung. Deshalb würde ich mich an deiner Stelle auch nicht auf deine Lebensversicherung verlassen. Ein solches Missverständnis könnte, auch vor dem Hintergrund deiner als privilegiert angesehenen Herkunft, zur Folge haben, dass die Ordnungshüter bei einer Festnahme weniger Skrupel haben, von ihren Schusswaffen Gebrauch zu machen. Selbst dann, wenn sie nicht durch einen besonderen Bonus dazu animiert werden.

Ich hoffe, du verstehst, was ich damit meine?

Meine Empfehlung wäre eine Luftveränderung aus Gesundheitsgründen. Brauchst du Hilfe dabei?

Diesmal dauerte es etwas länger, bis er antwortete:

Du bist nicht die Erste, die mir das empfiehlt. Ich habe Kontakt zu einigen nepalesischen Bergführern aufgenommen. Allerdings übersteigen die Kosten mein derzeitiges Budget nicht unerheblich. Es ist mir sehr unangenehm, dir das zu gestehen, aber es ist die nackte Wahrheit.

Nepalesische Bergführer! Miriam schnaufte. Schmuggler wäre wohl die bessere Bezeichnung. Wenn Bergmanns Plan aufging und Alex erschossen wurde, hätte das ein PR-Desaster unvorstellbaren Ausmaßes zur Folge.

Sie überlegte einen Augenblick, dann schrieb sie:

Wie viel brauchst du?

3800 Dollar. Ich zahl's zurück, versprochen!

Gut. Gibt es in der Nähe die Filiale eines Transfer-Services?

Ja. Moneyfair.

Spätestens morgen früh steht dir die Summe zur Verfügung. Ich schicke dir die Transfernummer.

Ich weiß nicht, wie ich dir das danken soll!

Komm lebend da raus! Das wäre schon mal ein Anfang.

PS: Wie sicher bist du dir eigentlich, dass du deinem „Versicherungsagenten“ trauen kannst?

Diesen Nadelstich musste sie ihm noch versetzen.

Miriam wartete, ob eine Antwort käme, doch offensichtlich hatte sich Alex bereits ausgeloggt. Dennoch war sie sich sicher, dass ihr PS nachwirken würde.

Sie klappte den Laptop zu. Bis jetzt lief es gut für sie. Sehr erfreulich war, dass Alex bislang nicht die finanzielle Unterstützung bekommen hatte, die er brauchte. Wenn Miriam wirklich die Einzige war, die ihm half, würde sie auch bald diejenige sein, der er am meisten vertraute.

Ihr Handy summte und zeigte mehrere verpasste Anrufe an. Die Nummer sagte ihr nichts. Sie rief zurück.

„Frau Eckert, endlich!“, meldete sich eine tiefe Männerstimme. „Karl-Breitenbach-Institut für cerebrale Traumatherapie, Dr. Martens am Apparat. Wir haben Sie vermisst.“

„Ach, tatsächlich?“, erwiderte Miriam.

„Sie sind heute früh nicht zum vereinbarten Termin erschienen.“

„Oh, das muss mir entfallen sein“, erwiderte Miriam. „Tut mir leid, ich bin beruflich momentan wirklich sehr eingebunden.“

„Diese Termine sind wichtig, Frau Eckert. Sie haben Glück, dass Sie noch rechtzeitig zurückrufen. Wenn Sie in etwa einer Stunde hier sind, können wir den nächsten Schritt einleiten.“

„Heute? Wissen Sie, wie spät es ist?“

„Ja, ich besitze eine Uhr“, erwiderte Dr. Martens.

Miriam verdrehte genervt die Augen. „Ich habe mir das Ganze noch mal durch den Kopf gehen lassen. Mir geht es schon viel besser. Ich denke nicht, dass weitere Termine nötig sind.“

„Frau Eckert, ein Trauma ist kein Schnupfen, und eine cerebrale Traumatherapie keine Lutschpastille.“

„Mag sein. Aber ich würde gerne selbst entscheiden, wann ich mich behandeln lasse und wann nicht." Die besserwisserische Art des Mannes ging ihr gehörig auf die Nerven.

„Es ist gefährlich, eine Therapie vorzeitig abzubrechen."

„Das Risiko nehme ich in Kauf."

„Frau Eckert", sagte Dr. Martens ernst, „was würden sie einem Patienten raten, der eine Blinddarm-OP abbricht, nachdem ihm gerade der Bauch aufgeschnitten wurde, mit der Begründung, er habe es sich anders überlegt und es gehe ihm schon viel besser?"

„Finden Sie nicht, dass Sie die Angelegenheit etwas dramatisieren?"

„Die erste Sitzung bei uns hatte also keinerlei Auswirkungen auf ihre Psyche? Sie hatten keine Panikattacke, als Sie gingen –"

„Panikattacke ist ein sehr starkes Wort, finden Sie nicht?", unterbrach Miriam ihn.

Dr. Martens ließ sich nicht aus der Ruhe bringen. „Und später kam es nicht zu Flashbacks, in denen sie Vergangenes noch einmal erlebten? Sie haben keine Halluzinationen und hören keine Stimmen? Nachts kommt es nicht zu Albträumen, und im Alltag verspüren sie nicht plötzlich Übelkeit oder leiden unter Blackouts?"

Miriam schluckte.

„Ihrem Zögern entnehme ich, dass Sie nicht vollkommen symptomfrei sind. Und das ist auch überhaupt nichts Verwerfliches. Wir haben den Zugang zu verdrängten Erinnerungen freigelegt. Das bleibt nicht ohne Auswirkungen. Natürlich können und wollen wir Sie zu nichts zwingen. Wir raten Ihnen allerdings eindringlich: Vertrauen Sie uns und arbeiten Sie weiter mit uns zusammen."

Miriam biss sich auf die Lippen. Die Worte des Mannes waren überzeugend. Schlimmer noch – er hatte recht mit jedem einzelnen Symptom, das er aufgezählt hatte. Zwar war die kleine Jonna vor Kurzem verschwunden, aber es wäre doch etwas gewagt, sich darauf zu verlassen, dass dies so bleiben würde. Sie hatte keine Wahl. „Also gut. Ich mache mich auf den Weg. In einer halben Stunde bin ich bei Ihnen."

„Hervorragend, bis gleich!"

Der schmale Weg

Es war beklemmend, wieder in dieser Röhre zu liegen. Miriams Herz pochte, und sie konnte nicht verhehlen, dass sie Furcht empfand.

Sie glaubte zu spüren, wie das Medikament in ihre Venen floss, wie es sich in ihrem Körper ausbreitete und sie mit sich zog, zurück in die Vergangenheit, zurück in die Schatten, zurück an all die Orte, die sie eigentlich niemals wieder hatte betreten wollen.

Der Geruch von altem Holz und Staub lag in der Luft. Miriam meinte sogar, einen Hauch des alten Schweißes zu riechen, den Bruder Lehmann, der Küster, immer verströmte. Ein Gefühl, das sie längst vergessen geglaubt hatte, traf sie wie ein Schlag in die Magengrube - dieses schmerzhafte Ziehen, wenn sich alles in ihr zusammenpresste, wenn ihr die Luft zu dick zum Atmen erschien.

„Tu Buße!“ Die Worte hallten durch das Gewölbe.

Sie war wieder in der riesigen alten Kirche, spürte wieder die schaurige Trinität aus Dunkelheit, Kälte und uralten Worten, die ihr das Gefühl gaben, jeden Moment ersticken zu müssen.

Miriams Blick wanderte über die Kirchenbänke hinweg und blieb an dem dreizehnjährigen Mädchen hängen, das kerzengerade vorn rechts in der dritten Reihe saß. Ihr jüngeres Ich fror ganz offensichtlich in der dünnen weißen Bluse, die bis zum Hals zugeknöpft war. Das grüne Gesangbuch hielt sie fest umklammert.

Miriam ging den Mittelgang entlang.

Pfarrer Wolfram Schmidt war schon seit Wochen krankgeschrieben. Verschiedene Laienprediger aus dem Gemeindekirchenrat ersetzten ihn. Heute war ihr Vater an der Reihe. Dort oben auf der Kanzel wirkte er seltsam entrückt und heilig. Sein schwarzer Anzug ließ sein Gesicht sehr blass erscheinen. Es wirkte beinahe so, als hätte sich eine der steinernen Heiligenfiguren von ihrem Sockel geschlichen, um einen strengen Blick auf die kleine Herde zu werfen, die sich in dem riesigen Saal versammelt hatte.

Papa nahm die schwere Bibel in seine große Hand, streckte sie empor und rief: „Von jeder Seite dieses Buches schreit es uns entgegen: Tut Buße! Doch hört es jemand? Gibt es irgendjemanden, der diese Worte noch ernst nimmt?“ Er ließ den Blick über die spärlich besetzten Reihen schweifen, und es schien, als würde er bei dem schlanken dreizehnjährigen Mädchen verharren. Traurig schüttelte er den Kopf. „Nein! Die Menschen geben sich den Vergnügen dieser Welt hin. Sie sind geblendet von den Verlockungen der Sünde und geben sich ihrer Lust hin.“

Miriam schlüpfte in die Reihe hinter dem Mädchen. Niemand beachtete sie. Was sie sah, war längst geschehen. Höchste Zeit, die Fesseln zu lösen, die sie dort an die harte Kirchenbank banden.

Ihre Hand wurde durchscheinend wie ein Gazevorhang, als sie die Schulter ihres jüngeren Ichs berührte. Nun konnte sie den Herzschlag der Dreizehnjährigen und das beklemmende Gefühl in deren Bauch spüren.

„Sie wählen den breiten Weg ins Verderben“, dröhnte die Stimme ihres Vaters von der Kanzel, „statt ihr Joch auf sich zu nehmen und den schmalen Weg zu gehen!“

Er meint mich, flüsterte eine verängstigte Stimme. *Er weiß, dass ich viel lieber auf Jennys Party wäre als hier. Er weiß, dass ich heute Nacht von Thorben geträumt habe …*

Auf dem Altar flackerten einige Kerzen, sie warfen drohende Schatten.

Dann hör doch einfach weg!, meldete sich eine andere Stimme zu Wort. *Keine deiner Freundinnen schert sich um Gott, und ihnen geht es gut. Sie haben keine Angst.*

„Zu recht“, flüsterte Miriam ihrem jüngeren Ich ins Ohr. „Das Mittelalter ist längst vorbei. Die Menschheit braucht keinen Gott mehr, um die Welt zu erklären. Lass ihn da oben auf der Kanzel einfach weiterschwafeln. Soll er doch versuchen, irgendjemand anderem Angst einzujagen mit seinem antiken Gott und seinen Höllenfeuern.“

Und was ist, wenn er doch recht hat?, meldete sich die ängstliche Stimme zurück. *Was ist, wenn es Gott doch gibt?*

„Es gibt ihn nicht“, erwiderte Miriam rasch. „Und deshalb kannst du tun und lassen, was du willst!“

Ein ängstliches Wimmern war die Antwort.

„Probier es aus. Steh auf und verlass die Kirche. Es wird nichts geschehen, außer dass der Blutdruck des Alten steigt. Ich verspreche dir, Gott wird kein Feuer vom Himmel regnen lassen, um dich zu verschlingen.“

„Natürlich nicht“, mischte sich eine kindliche Stimme ein. „Schließlich tut Gott nur das, was er will.“

Miriam blinzelte. Neben der verkrampft dasitzenden Dreizehnjährigen saß die kleine Jonna auf der Kirchenbank und schlenkerte mit den Beinen.

„Was machst du denn hier?“, fuhr Miriam sie an.

„Eigentlich sollte *ich* das fragen, schließlich war ich vor dir da.“ Jonna kniete sich auf die Bank und legte kameradschaftlich den Arm um die Schultern des jungen Mädchens. Ihr Arm wurde durchscheinend, dennoch konnte Miriam die Berührung der Kleinen spüren und wäre beinahe erschrocken zurückgezuckt. Denn für einen kurzen Moment kam es ihr vor, als würde sie von einer fernen Melodie gestreift; ein hauchzarter Klang, der ihr Inneres zum Schwingen brachte und ihre Haut kribbeln ließ. Es war eher eine vage Ahnung als ein greifbares Gefühl, und es verging binnen eines Atemzuges. Zurück blieb der Eindruck, etwas völlig Unbekanntem und dennoch ungeheuer Vertrautem begegnet zu sein. Ein schmerzvolles Gefühl der Sehnsucht hallte in ihr nach.

„Wenn ich den Eindruck habe, einer Lüge zu begegnen, kann ich entweder weghören oder versuchen, der Wahrheit auf die Spur zu kommen", sagte Jonna.

Noch immer etwas benommen von den Empfindungen, die sie soeben ereilt hatten und viel zu schnell wieder vergangen waren, fragte Miriam: „Was genau willst du damit sagen?"

„Ich frage mich gerade, was ein Joch eigentlich ist."

Miriam schnaubte. „Oh, das kann ich dir sagen: Es ist eine Metapher, die ein alter Mann verwendet, um anderen seine antiquierten Werte und Moralvorstellungen aufzubürden", erwiderte Miriam.

Die Kleine nickte, als habe sie jedes Wort verstanden. „Aber was ist ein Joch in Wirklichkeit?"

„Worauf willst du hinaus?"

„Ich habe ein Bilderbuch, *Tiere auf dem Bauernhof.* Da muss ich nur reingucken, dann weiß ich: Ein Joch ist kein sinnloses Gewicht, als würde in seiner Schwere irgendein heiliger Zweck liegen. Dann könnte ich genauso gut behaupten, der Zweck einer Porzellantasse sei, dass sie zerbrechlich ist. Ein Joch ist ein Hilfsmittel, mit dem man eine bestimmte Arbeit verrichtet. Man kann damit zum Beispiel einen Pflug ziehen. Wenn Jesus sagt, wir sollen unser Joch auf uns nehmen, geht es ihm nicht darum, dass wir auf irgendetwas verzichten und die Enge aller möglichen Regeln ertragen, sondern darum, etwas Gutes für uns und andere zu bewirken."

Aber er macht mir Angst!, meldete sich die Gedankenstimme der Dreizehnjährigen zu Wort.

In diesem Moment ging Miriam auf, dass ihr Streitgespräch für das Mädchen in der Kirchenbank eine Art innerer Dialog sein musste. Das war verwirrend. Denn eigentlich hatte sie gedacht, diese Szene wäre eine Art Flashback ihres erwachsenen Ichs. Was aber, wenn sie sich täuschte und all das in Wirklichkeit eine Art Vision ihres dreizehnjährigen Ichs war? Eine äußerst irritierende Vorstellung.

Papa macht mir Angst!, fuhr die Gedankenstimme fort. *Ich fühle mich bedroht, eingeengt und gegängelt, und als Reaktion darauf empfinde ich Wut – eine sehr große Wut sogar! Und dann wieder fühle ich mich schuldig, weil ich wütend auf Gott bin. Es ist ein unerträglicher Kreislauf.*

„Das ist Schwachsinn. Du bist zu recht wütend!", erwiderte Miriam.

„Das stimmt", pflichtete Jonna ihr überraschenderweise bei. „Du musst dich nicht schuldig fühlen. Ich bin mir ganz sicher, dass Gott kein Problem mit unserer Wut hat. Allerdings könnte es sein, dass du da etwas verwechselst."

Ach ja?

„Du bist gar nicht wütend auf Gott, sondern auf das, was Papa für Gott hält, und das ist etwas ganz anderes! Menschen haben die verhängnisvolle Eigenart, das, was in ihnen ist, auf andere zu übertragen." Traurigkeit lag in ihrem Blick, als Jonna zur Kanzel hinaufsah. „Deswegen fürchten diejenigen Gott am meisten, die glauben, er wäre genauso gnadenlos und rachsüchtig wie sie selbst, nur mächtiger."

Aber woher soll ich wissen, wie Gott wirklich ist?, stieß die Dreizehnjährige nahezu verzweifelt hervor.

„Wenn mir jemand trübes Teichwasser als Apfelsaft verkauft", erwiderte Jonna, „dann kann ich daraus schließen, dass Apfelsaft scheußlich schmeckt, und nie wieder welchen trinken. Ich kann zu folgendem Schluss kommen: All das Gerede vom süßen Apfelsaft ist eine Lüge. In Wirklichkeit ist es bloß muffig schmeckendes Wasser voller Wasserflöhe und Bakterien. Ich werde das nie wieder trinken! Es sind aber auch andere Schlussfolgerungen möglich, zum Beispiel, dass dieser Jemand gelogen hat. Oder aber, dass er selbst gar nicht weiß, was Apfelsaft ist. Er pickt sich bloß eine Eigenschaft heraus, nämlich, dass es sich um eine trübe Flüssigkeit handelt, und mixt sich den Rest selbst zusammen. Die Wahrheit über Apfelsaft werde ich in jedem Fall nur dann herausfinden, wenn ich mich selbst auf die Suche begebe. Und wenn ich erst einmal echten Apfelsaft getrunken habe, ist kein Missverständnis mehr möglich."

Miriam starrte die Kleine an. *Wer zum Henker bist du?,* schoss es ihr durch den Kopf.

Inzwischen hatte Miriams Vater seine Predigt beendet. „So wollen wir nun das Mahl des Herrn einnehmen. Unser Prädikant Bruder Sobanski wird uns das Sakrament reichen." Er ließ den Blick über die Reihen schweifen. „Doch denkt daran: Wer unwürdig von diesem Brot isst und aus diesem Kelch trinkt, der isst und trinkt sich selbst zum Gericht!"

Die dreizehnjährige Miriam blieb sitzen.

Die Gestalten, die nach vorn gingen, um Brot und Wein in Empfang zu nehmen, verblassten, sie wurden immer durchscheinender, bis nur noch ein hauchfeiner Nebel übrig war, der von einem Lufthauch verweht wurde.

Miriam fand sich allein in der leeren Kirche wieder. Allein mit Jonna. Das Mädchen hatte es sich auf der Kirchenbank gemütlich gemacht. Es lag auf den Sitzkissen, hatte die Arme unter dem Kopf verschränkt und linste zu ihr hinauf.

„Du bist kein neunjähriges Mädchen!", entfuhr es Miriam. „Kein Kind redet so wie du."

„Das ist eine Frage der Definition", erwiderte die Kleine.

„Wer bist du?"

„Na, Jonna, das habe ich doch schon gesagt."

Miriam seufzte genervt. „Okay. Dann eben: *Was* bist du?"

„Du weißt es."

„Du bist ein Teil von mir."

Die Kleine strahlte. „Ganz genau."

„Und welcher Teil?"

„So funktioniert das nicht. Du musst mich erkennen!"

„Bist du mein kindliches Ich, das vergessen hat, wie ein Kind spricht?"

Die Kleine verdrehte die Augen. „*Erkennen,* nicht rumraten."

„Verrätst du mir wenigstens, warum du wie eine Neunjährige aussiehst?", bohrte Miriam nach.

Jonna schürzte die Lippen. Dann meinte sie: „Ich geb dir einen Tipp, okay?"

„Okay."

„Weißt du, warum der Weg zum Herzen Gottes so schmal ist?"

„Nein."

„Weil er für Kinderfüße gemacht ist." Die Kleine strahlte sie an, als hätte sie alle Rätsel der Welt auf einmal gelöst. Dann veränderte sich ihr Gesicht. Ihre Nase wurde länger, der Haaransatz wich zurück, und merkwürdigerweise trug sie plötzlich einen Bart.

„Frau Eckert!" Eine Brille erschien auf der Nase des bärtigen Gesichts. „Frau Eckert, können Sie mich hören?"

„Dr. ... Martens", kam es Miriam seltsam nuschelig über die Lippen.

Sie hörte, wie jemand erleichtert ausatmete.

Der Arzt lächelte. „Wie geht es Ihnen?"

„Ich ..." Miriams Blick glitt an ihm vorbei. Ihr kleines rothaariges Ich saß auf der Fensterbank und zwinkerte ihr fröhlich zu. „Ich bin mir nicht sicher, ob ihr Therapieansatz wirklich funktioniert."

Bilder

Als Miriam das Gebäude verließ, hüpfte Jonna neben ihr her und spielte dabei mit ihren Zöpfen.

„Du bist wie eine Klette, weißt du das?", zischte Miriam, als sie über den Parkplatz gingen.

„Danke!" Die Kleine strahlte sie an.

„Das war kein Kompliment", fauchte Miriam und stieg in ihren Wagen.

„Aber das klingt so, als wäre ich dein Schmuckstück." Jonna tauchte neben ihr auf dem Beifahrersitz auf.

„Klette, nicht Kette!" Miriam verdrehte die Augen. „Im Ernst, ich hab allmählich die Nase voll." Sie fuhr rückwärts aus der Parklücke und touchierte beinahe einen nachlässig geparkten Kastenwagen. Den schimpfenden Handwerker ignorierend, brauste sie auf die Straße. „Also, wie werde ich dich los?"

„Das habe ich dir doch schon gesagt. Du musst die Welt mit meinen Augen sehen."

„Und wenn mir das gelingt, verschwindest du?", hakte Miriam nach.

„Dann ist es nicht mehr nötig, dass du mich siehst", erwiderte Jonna.

„Okay, bring es mir bei!"

„Wirklich?"

„Ja, wirklich", knurrte Miriam.

„Cool. Wir machen einen Ausflug." Das Mädchen klatschte in die Hände. „Kannst du dich noch an die Spaziergänge mit Onkel Wolfgang erinnern?"

„Welche Spaziergänge?“

„Na, die im Moor.“

„Du meinst das Tegeler Fließ?“

„Genau.“ Jonna nickte eifrig. „Da müssen wir hin.“

Miriam warf einen Blick auf die Uhr und seufzte. Es war bereits später Abend und sie musste unbedingt noch mal ins Büro. In Gedanken sah sie die Papierstapel, die sich auf ihrem Schreibtisch auftürmten. Es würde wohl eine kurze Nacht werden. Aber wenn der Ausflug sie von ihrer nervigen Halluzination befreite, war es die Mühe allemal wert.

Sie parkte ihren Wagen im Ortsteil Hermsdorf, und gemeinsam spazierten sie einen unbefestigten Weg hinab ins Fließtal, einer unter Naturschutz stehenden Moorlandschaft am Rande der Stadt. Zahlreiche Wasservögel hatten sich hier angesiedelt.

Langsam gingen sie den Rundweg entlang. Es war erstaunlich ruhig. Hin und wieder begegneten sie anderen Spaziergängern oder vorbeischnaufenden Joggern. Aber die meiste Zeit waren sie allein unterwegs.

Plötzlich blieb Jonna stehen. Vor ihnen eröffnete sich ein weiter Blick. In etwa zweihundert Metern Entfernung graste eine kleine Herde Wasserbüffel im Schatten einer ausladenden Weide. Zwei Graureiher zogen mit eleganten Flügelschlägen dicht über den Baumwipfel dahin. Der Himmel rötete sich im Licht der untergehenden Sonne.

„Was empfindest du?“, fragte Jonna unvermittelt.

Miriam ließ den Blick über das Naturschauspiel gleiten. Die Wasserbüffel waren vor einigen Jahren zur Beweidung der Nasswiesen hier angesiedelt worden. „Es ist ganz nett hier.“

Jonna sah hinab ins Tal. „Wir schauen dasselbe an“, sagte sie leise. „Aber wir haben nicht denselben Blick.“

Miriam biss sich auf die Lippen. Sie musste das hier ernst nehmen. Ihr Unterbewusstsein wollte ihr offenbar etwas mitteilen. Und wenn sie das genervt abtat, würde diese Halluzination sie für den Rest ihres Lebens verfolgen. „Okay, hilf mir auf die Sprünge. Sag mir, was du fühlst."

Eine Zeit lang schwieg die Kleine. Doch gerade als Miriam nachhaken wollte, begann sie zu sprechen; ganz leise und vorsichtig, als habe sie Angst, zu laute Worte könnten den Moment zerstören. „Ich empfinde ... Freude. Eine ruhige, sanft kitzelnde Freude, ganz dicht unter meiner Haut und in meinem Bauch. Und in mir ist eine tiefe Dankbarkeit."

Miriam runzelte die Stirn. „Ehrfurcht vor der Natur könnte ich noch nachvollziehen, aber warum sollte ich dankbar sein? Niemand hat das für mich gemacht. Es ist einfach so entstanden. Das alles", sie deutete auf das Fließ und den rot gefärbten Himmel, „hat nichts mit dir oder mir zu tun. Die Wasserbüffel grasen, egal, ob ich existiere oder nicht. Sie fressen, weil sie Hunger haben. Die Vögel fliegen, weil sie auf der Suche nach Futter oder einem Platz zum Übernachten sind. Das ist der tägliche Kampf ums Überleben, mehr nicht. Und was das Abendrot betrifft: Auch das ist profane Physik. Die Erde dreht sich, der Winkel der Sonneneinstrahlung verändert sich, und schließlich wird das kurzwellige blaue Licht so stark gestreut, dass wir nur das langwellige rote Licht wahrnehmen. Das ist alles."

Jonna lachte fröhlich auf. „Weißt du, was wirklich erstaunlich ist?"

„Nein, aber ich ahne, dass dich nichts davon abhalten wird, es mir zu verraten."

„Du hasst Vaters Schwarz-Weiß-Denken abgrundtief, und doch hast du es komplett übernommen. Nur dass sein Schwarz dein Weiß geworden ist und sein Weiß dein Schwarz. Das Gefängnis seines zweidimensionalen Denkens hast du nie verlassen, du bist lediglich in die gegenüberliegende Zelle eingezogen."

Miriam schnaufte. „Das ist der größte Blödsinn, den ich je gehört habe!"

„Okay", erwiderte Jonna ungerührt. „Dann beantworte mir folgende Frage: Ist eine Banane gelb oder kann man sie essen?"

„Was ist das für eine bescheuerte Frage? Beides ist richtig."

„Ist Beethovens neunte Sinfonie ein Meisterwerk oder das Resultat von in Bewegung versetzten Hohlkörpern, deren Schwingungen über die Luftmoleküle an unser Ohr dringen?"

Miriam kniff die Lippen zusammen. „Schon gut, ich hab's verstanden."

„Ist die Schöpfung ein Ausdruck der unglaublichen Kreativität Gottes oder besteht sie aus Materie, die bestimmten Naturgesetzen folgt, die man erforschen kann?", fuhr Jonna ungerührt fort.

„Ich sagte doch bereits, ich hab's kapiert."

Ein Jogger trabte an ihr vorbei und warf Miriam einen irritierten Blick zu. Sie berührte hastig ihr Ohr, als würde sie ein Bluetooth-Headset tragen, und griff nach ihrem Handy, um den Eindruck eines intensiven Telefonats zu erwecken. Als der Mann außer Hörweite war, zischte sie: „Aber nur weil ich verstanden habe, was du mir sagen willst, heißt das noch lange nicht, dass ich dir auch zustimme."

Jonna nickte. „Natürlich nicht. Weißt du, was ich glaube?"

„Was?"

„Du hast Angst."

„Das sehe ich anders", erwiderte Miriam. „Ich bin nicht so der ängstliche Typ."

„Du hast Angst davor, so zu werden wie Vater oder Mutter. Du befürchtest, dich selbst zu betrügen, wenn du dich auf Gott einlässt. Du hast Angst, von Gott enttäuscht zu werden, so wie du von deinen Eltern enttäuscht wurdest. Eine Welt ohne Gott erscheint dir sicherer. Denn ohne Gott kannst du tun und lassen, was du willst, und am Ende wartet das Nichts. Das ist möglicherweise etwas deprimierend, aber zumindest kalkulierbar. Gott hingegen erscheint dir gefährlich."

„Stimmt“, fauchte Miriam, „und das ja wohl zu Recht: Im Namen Gottes haben die Religionen dieser Welt Kriege angezettelt, Menschen umgebracht, sie ihrer Rechte beraubt, in ein Korsett aus Regeln gequetscht oder einfach nur im Stich gelassen.“

Jonna nickte traurig. „Du hast recht. Aber mir geht es nicht um Religion.“

„Ach nein?“

„Nein!“, bestätigte Jonna. „Das ist es doch gerade! Es geht nicht darum, bestimmte religiöse Rituale zu praktizieren, Gottes Regeln durchzusetzen oder diejenigen zu bekämpfen, die nicht an ihn glauben. Das ist alles Kacke – steht jedenfalls so in der Bibel. Wenn Menschen sich einbilden, es käme darauf an, anderen ihr Verständnis von Gott aufzuzwingen, dann ist das in der Regel der Anfang von sehr großen Problemen.“

Miriam schnaubte und verschränkte die Arme vor der Brust. „Ich dachte, es wäre der Auftrag aller Christen, das Evangelium zu verkünden?“

„Offenbar haben die Menschen die eigenartige Fähigkeit, selbst die beste Nachricht der Welt so verkorkst rüberzubringen, dass sie wie eine Drohung klingt. Aber das Evangelium ist eine Einladung, keine Vorladung.“ Jonna kletterte auf einen Baumstumpf. Sie blinzelte in die Sonne und strich sich eine Haarsträhne aus dem Gesicht. Ihre Lippen kräuselten sich, als sie Miriam zulächelte. „Aber weißt du, was das Coole daran ist? Auch wenn die Frohe Botschaft dir ins Gesicht gebellt wird, ändert sich nichts an ihrem Inhalt. Und auch wenn sie dir in uralten Gemäuern von verkleideten alten Männern in einer fast ausgestorbenen Sprache zugerufen wird, ändert sich nichts an ihrer Aktualität. Es kommt nicht darauf an, was du für Gott tust, sondern was er für dich getan hat.“

Miriam war irritiert, wie sehr die Worte des imaginären kleinen Mädchens sie aufrüttelten. Lag es daran, dass Jonna mit ihren Sommersprossen, den zusammengekniffenen Augen und den langen Haaren, die der Wind ihr immer wieder ins Gesicht blies, so unglaublich real wirkte? Oder eher daran, dass sich Gedanken und Gefühle in Miriam zu regen begannen, die sie längst tot und begraben geglaubt hatte?

„Ich weiß genau, worauf du hinauswillst", erwiderte sie barsch. „Du spielst auf das sogenannte Sühneopfer von Jesus an. Du willst mir sagen, dass er am Kreuz für meine Schuld starb. Aber ehrlich gesagt hätte er das nicht für mich machen müssen. Für mich muss niemand sterben. Was ist das für ein Gott, der unbedingt jemanden leiden lassen muss, bevor er mich akzeptieren kann? Das ist doch krank!"

Jonna wandte sich zu ihr um. Ihre Augen schimmerten feucht. „Ja, krank", sagte sie leise. „Krankheit trifft es ziemlich gut." Sie atmete tief durch. „Was glaubst du: Warum hat Jesus so oft in Gleichnissen gesprochen?"

„Was hat das denn jetzt damit zu tun?"

„Es tut mir leid. Aber manchmal sind Fragen die besten Antworten. Also, was glaubst du?"

„Keine Ahnung ... Weil Menschen gerne Geschichten hören?"

„Das auch. Aber ich glaube, er hat deshalb Gleichnisse gebraucht, weil wir bestimmte Dinge nur durch Bilder verstehen können. Selbst Gefühle, die jeder von uns kennt, lassen sich am besten bildlich ausdrücken. Zum Beispiel sagen wir, dass Leid ertragen werden muss. Darin steckt das Bild eines Menschen, der eine Last trägt. Oder wir sagen, jemand hat uns das Herz gebrochen, weil wir das, was unsere Seele empfindet, am besten durch ein körperliches Bild ausdrücken können. Und wenn wir schon von unseren eigenen Empfindungen oft nur in Bildern reden können, wie viel mehr gilt das dann für Gottes Wirklichkeit?"

„Worauf willst du hinaus?"

„Was Jesus wirklich für uns getan hat, als er am Kreuz starb, können wir nur bildhaft begreifen. Was es aus Gottes Sicht bedeutet, ist eine Überforderung für unsere kleinen Gehirne. Jesus sagt: ‚Wer mich sieht, der sieht den Vater.' Damit macht er unmissverständlich deutlich: Wenn ich leide, leidet auch der Vater. Das lässt sich unmöglich trennen. Nichts könnte an dieser Stelle falscher sein als das Bild eines gnadenlosen Richters, der unbedingt Blut fließen sehen will. Das Bild eines Opfers, das anstelle eines anderen stirbt, war in der damaligen Zeit absolut gängig und einleuchtend. Uns hingegen fällt es schwer, es zu begreifen, vor allem, wenn wir es juristisch interpretieren. Dass jemand die Schulden eines anderen begleicht, ist uns dagegen durchaus vertraut. Das könnte ein kleiner Hinweis darauf sein, in welche Richtung das Bild eigentlich deutet.

Aber in der Bibel ist auch die Rede davon, dass Jesus dort am Kreuz unsere Krankheit trug. Nun, dass irgendetwas mit den Menschen nicht so ganz stimmt, ist für jeden offensichtlich. Die Menschheit ist krank. Sie leidet an Egoismus, Gier, Gedankenlosigkeit, Hass und Gewalt, und der ganze Planet leidet mit."

„Da kann ich mitgehen", sagte Miriam.

„Etwas schwerer ist es, uns selbst gegenüber einzugestehen, dass die gleiche Krankheit, die sich bei der gesamten Menschheit zeigt, auch in jedem von uns wütet. Aber so ist es nun mal, jeder von uns trägt diesen zerstörerischen Keim in sich, er hat sich tief in uns festgesetzt. Manchmal ist ein Organ so krank, dass es einer Transplantation bedarf, um das Leben des Patienten zu retten. Es gibt Fälle, in denen ein Mensch jemandem, den er liebt, eine Niere spendet, um ihn zu heilen. Aber was ist, wenn es das Herz ist, das unheilbar krank ist? Dann brauchen wir ein neues Herz. Und dafür muss ein anderer sterben."

Miriam schwieg. Sie wandte sich ab und blickte schweigend auf das Moor hinaus.

„Wie religiös du bist, ist völlig irrelevant. Wirklich entscheidend ist nur eins: dass Gott dich als sein Kind betrachtet. Und das bedeutet, dass er dich wirklich liebt. Nicht nur abstrakt theologisch, aus der Ferne des Himmels heraus, sondern ganz real, hier und jetzt auf dieser Erde. Es hat ihn jede Menge Blut, Schweiß und Tränen gekostet, und am Ende sogar sein Herz."

Miriam starrte noch immer auf die raue Moorlandschaft. Die Sonne glitzerte auf einem ruhig daliegenden Gewässer. Ein Reiher breitete die Flügel aus und ließ sich von einem Baum auf die Wiese herabgleiten. Ein Büffelkalb drängte sich an seine Mutter. Der fremdartige Ruf eines Vogels drang an ihr Ohr.

Ein seltsames Gefühl breitete sich in Miriam aus. Ihr Herz begann schneller zu schlagen, und ein Kribbeln überlief sie. Sie spürte eine seltsame Wärme an ihrer Seite, als würde jemand dicht neben ihr stehen. Als sie den Blick senkte, sah sie, dass Jonna ihre Hand ergriffen hatte und gemeinsam mit ihr in die Ferne blickte. Miriam blinzelte. Hastig wischte sie die Träne weg, die ihr über die Wange rann. Irgendetwas an Jonnas Aussehen hatte sich verändert.

Ihr Smartphone klingelte. Noch während sie danach griff, verschwand die Wärme an ihrer Seite. Auch das Kribbeln verebbte. Zurück blieb eine kleine Kugel schmerzvoller Sehnsucht in ihrem Magen.

Sie nahm den Anruf entgegen. „Ja?"

„Hi, hier ist Lena. Wo warst du denn die ganze Zeit?"

„Termine. Was gibt's?"

„Ich denke, es ist besser, du kommst schnell her", erwiderte ihre Assistentin. Sie klang nervös.

„Lena, was ist los?"

„Sebastian ist hier. Er will dich sprechen!"

„Worum geht es?"

„Das hat er mir nicht verraten. Aber er wirkt ziemlich ... äh, angespannt."

Mit anderen Worten: Er ist stinksauer, schoss es Miriam durch den Kopf. „Gut. Bin in spätestens 45 Minuten da." Sie drückte auf *Beenden.*

Als sie neben sich blickte, war Jonna verschwunden. Eine merkwürdige Mischung aus Enttäuschung und Erleichterung ergriff sie.

Seufzend steckte Miriam das Handy ein, wandte sich um und hastete den Weg zurück, den sie gekommen war. Ihre Gedanken kreisten um das bevorstehende Gespräch. Obwohl sich an der wunderschönen Landschaft um sie herum nichts geändert hatte, nahm sie kaum etwas davon wahr.

Als sie ihren Wagen erreicht hatte und gerade einsteigen wollte, drang plötzlich eine Stimme an ihr Ohr.

„Ernsthaft, du willst jetzt noch ins Büro?"

Sie zuckte erschrocken zusammen.

Jonna stand vor ihr und verzog das Gesicht.

„Es wäre ja auch zu schön gewesen", murmelte Miriam. Laut sagte sie: „Ja, aber für dich ist es dort sicher viel zu langweilig. Du kannst gerne hierbleiben."

„Unsinn!" Energisch schüttelte die Kleine den Kopf und stapfte zur Beifahrertür. „Ich lass dich doch nicht im Stich!"

„Wie nett von dir", brummte Miriam. In Gedanken war sie allerdings längst woanders. Wie würde das Gespräch mit Sebastian wohl verlaufen?

Das Böse

Als Miriam die Agentur betrat, herrschte dort ein geschäftiges Gewusel. Das war ungewöhnlich für diese Uhrzeit. Offenbar wollte sich niemand die Chance entgehen lassen, einen engagierten Eindruck beim Geschäftsführer zu hinterlassen.

Miriam verdrehte innerlich die Augen, ignorierte ihr kleines rothaariges Ich, das fröhlich neben ihr her hüpfte, und ging hinüber zu ihrer Assistentin, die an der Kaffeemaschine herumhantierte.

„Hallo, Lena. Wo ist er?"

Die junge Frau hatte vor lauter Hektik rote Flecken am Hals. „In deinem Büro. Er möchte einen Espresso, aber irgendetwas mit dem blöden Wassertank stimmt nicht."

Miriam runzelte die Stirn. Hätte sie einen Kaffee bei ihrer Assistentin bestellt, hätte Lena sie sicher ganz entspannt auf die defekte Maschine hingewiesen. „Du lässt dir schon etwas einfallen", bemerkte sie und ging in Richtung ihres Büros.

An der Tür wurde sie von der Praktikantin abgefangen. „Miriam, hast du mal einen Augenblick?"

„Jetzt nicht, tut mir leid."

„Es dauert auch nicht lange ..."

„Jetzt nicht!", erwiderte Miriam barsch. Vielleicht war sie zu freundlich zu ihr gewesen, und jetzt wurde die Kleine distanzlos. „Ich habe zu tun."

Die Praktikantin öffnete den Mund, um etwas zu erwidern, doch Miriam ließ sie einfach stehen und betrat ihr Büro.

Sebastian saß am Schreibtisch und arbeitete an ihrem Computer. Jeder Rechner war mit dem Firmennetzwerk verbunden. Wenn man sich mit seinem Passwort anmeldete, konnte man von jedem Arbeitsplatz aus auf seine Daten zugreifen. Diese Flexibilität war Teil der Firmenphilosophie. Aber die Selbstverständlichkeit, mit der Sebastian ihr Büro in Beschlag nahm, ärgerte Miriam maßlos.

Er blickte nicht auf, als sie eintrat.

„Du wolltest mich sprechen?“ Sie verschränkte die Arme.

Jonna schlenderte zum Besprechungstisch und begann zu malen.

„Setz dich“, forderte Sebastian sie auf, ohne vom Rechner aufzublicken.

„Ich stehe lieber“, erwiderte Miriam. „Hast du mich herbeordert, damit ich dir beim Arbeiten zusehe?“

„Hier!“ Er drehte den Bildschirm zu ihr herum. „Was sagt dir das?“

Miriam biss die Zähne zusammen, beugte sich vor und studierte die Namensliste, die er aufgerufen hatte. „Das sind einige unserer wichtigsten Kunden.“

„Korrekt, allerdings ist das nicht der Gesichtspunkt, unter dem diese Liste erstellt wurde. All diese Firmen sind direkt oder indirekt von der Hoehnbeck AG abhängig. Sie sind Zulieferer, Berater oder sogar Subunternehmer.“

Miriam richtete sich wieder auf. Sie verspürte ein unangenehmes Kribbeln in der Magengegend. „Worauf willst du hinaus?“

Sebastian seufzte und massierte sich die Nasenwurzel. „Ich mache mir Sorgen.“

Erst jetzt fiel Miriam auf, wie müde er aussah. Sie setzte sich. „Was ist passiert?“

„Ich hatte Besuch.“ Ein zerknittertes Lächeln huschte über sein Gesicht. „Dr. Boris Weatherly, der Vorstandsvorsitzende der Hoehnbeck AG, hat mich in London aufgesucht.“

Miriam schluckte trocken. „Und, was hat er gesagt?“

„Er war äußerst höflich und kultiviert. Er sagte, er wisse es sehr zu schätzen, dass wir seinem Unternehmen in dieser schwierigen Zeit zur Seite stehen. Und uns sei sicher mehr als jedem anderen klar, wie sehr der Erfolg unserer Bemühungen zähle. Denn sicherlich sei uns bewusst, dass nicht nur die Hoehnbeck AG, sondern auch die vielen Unternehmen, die direkt oder indirekt von ihr abhängig sind, einen kaum hinzunehmenden wirtschaftlichen Schaden erleiden würden, sollte die Verleumdungskampagne nicht rechtzeitig gestoppt werden. So etwas spreche sich herum. Und natürlich würde es die mit uns getroffene Vereinbarung infrage stellen.“

„Mit anderen Worten: Wenn wir nicht erfolgreich sind, sehen wir keinen Cent und können uns darauf gefasst machen, dass niemand aus der Branche jemals wieder mit uns zusammenarbeiten wird“, übersetzte Miriam.

Sebastian nickte. „Und dann fügte er noch hinzu: ‚Wissen Sie, Herr Köhler, ich bin ein einfach gestrickter Mann. Erfolg stimmt mich äußerst großzügig. Aber wie jeder andere Mensch auch habe ich so meine Schwächen. Fragen Sie nur meine Ex-Frau. Sie meint, ich sei so ungeheuer nachtragend.‘ Dann lachte er und sagte: ‚Sie muss es ja wissen. Schließlich steht sie nach zwanzig Jahren Ehe heute ohne einen einzigen Cent da. Unsere Söhne haben keinen Kontakt mehr zu ihr, und unlängst wurde sie wegen akuter Suizidgefahr in die Klinik eingewiesen.‘“

Miriam sah in das bleiche Gesicht ihres Gegenübers. „Er hat dir gedroht?“

Sebastian schnaufte. „Das ist die Untertreibung des Jahrhunderts. Du warst nicht dabei, Miriam. Ich sage dir, der Typ hat mir eine Heidenangst eingejagt. Das ist ein lupenreiner Psychopath!“

Miriam biss sich auf die Lippen. Sebastian war kein ängstlicher Typ. Dass diese Begegnung ihm so sehr zugesetzt hatte, war mehr als beunruhigend. „Und was sollen wir deiner Meinung nach tun?"

Sebastian lächelte humorlos. „Wir müssen um jeden Preis Erfolg haben. Weatherly hat den Vorschuss um neunzig Prozent reduziert, den vereinbarten Bonus dafür aber verdoppelt."

„Das war vertraglich anders vereinbart!", entfuhr es Miriam.

„Natürlich, aber was sollen wir dagegen tun?", fuhr Sebastian auf. „Willst du den Kerl verklagen?"

Aus den Augenwinkeln bemerkte Miriam, dass Jonna näher kam. Die Kleine spazierte durch das Büro und tippte mit dem Finger auf einen Papierstapel. Ganz oben lag ein Bild. Es ähnelte der letzten Zeichnung, die sie angefertigt hatte. Erneut war das Mädchen mit den langen Haaren zu sehen, das inmitten einer Blumenwiese stand und einen verdorrten Strauß in der Hand hielt.

Sehr hilfreich, dachte Miriam, während sie versuchte, Jonna mit den Augen zu bedeuten, dass sie verschwinden sollte.

„Hey!", Sebastian wedelte mit der Hand vor Miriams Augen herum. „Hörst du mir überhaupt zu?"

Miriam zuckte zusammen. „Entschuldige, ich war in Gedanken!"

Er schüttelte verärgert den Kopf. „Reiß dich zusammen! Wir brauchen einhundert Prozent Fokus, wenn wir das hier überleben wollen. Also bring mich auf den aktuellen Stand. Wie weit bist du mit der Kampagne?"

Miriam berichtete es ihm.

Während Sebastian ihr aufmerksam zuhörte, schüttelte Jonna stumm den Kopf. Sie wandte sich um, schrieb eilig etwas auf ein Blatt Papier und hielt es Miriam unter die Nase. *Du musst aufhören, für diese Leute zu arbeiten!,* stand in grauenhafter Schrift darauf.

Miriam schnaufte.

„Was ist?", hakte Sebastian nach.

„Ach nichts!“ Miriam winkte ab.

„Sag mir einfach, was dir durch den Kopf geht“, forderte Sebastian sie auf.

„Wahrscheinlich ist der Gedanke ziemlich kindisch, aber was wäre, wenn wir einfach aussteigen? Hoehnbeck hält sich nicht an den Vertrag. Das ist der perfekte Anlass.“

Sebastian zog eine Grimasse. „Ich fürchte, *der* Zug ist abgefahren – selbst wenn wir auf das Geld verzichten könnten, was bedauerlicherweise nicht der Fall ist.“ Er seufzte. „Wir stecken schon mittendrin, ob wir das wollen oder nicht. Glaub mir, du willst diesen Dr. Weatherly nicht zum Feind haben.“

Jonna schüttelte den Kopf. *Das Böse zum Feind zu haben ist schlimm,* kritzelte sie, *aber es zum Freund zu haben ist viel schlimmer!*

Wie kann jemand, der sich so eloquent ausdrückt, nur eine so schauerliche Handschrift haben?, schoss es Miriam durch den Kopf. Sie biss sich an diesem Gedanken fest, was ihr erstaunlich gut dabei half, eine Auseinandersetzung mit dem Inhalt des Geschriebenen zu vermeiden.

In knappen Worten beendete sie ihren Bericht zur momentanen Situation.

Sebastian nickte. „Wie kann ich dir helfen?“, fragte er dann. „Soll ich mich um diesen Journalisten kümmern?“

Miriam schüttelte den Kopf. „Da bin ich schon dran. Aber es wäre großartig, wenn du die Charity-Kampagne für Hoehnbeck voranbringen könntest. Dieser Bergmann ist diesbezüglich in etwa so hilfreich wie eine Blinddarmentzündung.“

„Okay, mache ich.“

„Danke!“

Er blickte sie ernst an. „Miriam, hast du mir wirklich alles erzählt?“

„Natürlich“, erwiderte sie schroffer als beabsichtigt. „Was denkst du denn?“

„Ich denke, dass wir das nur gemeinsam schaffen können. Und dazu müssen wir zu einhundert Prozent offen miteinander sein. Kann ich auf dich zählen?"

Miriam hielt seinem Blick stand. „Das kannst du."

„Okay." Er erhob sich. „Ich bleibe noch ein paar Tage hier und lasse mir von der IT ein Büro im Konferenzraum einrichten."

Einem spontanen Impuls folgend winkte Miriam ab. „Ist schon okay. Bleib hier. Philip hat Urlaub. Ich nehme sein Büro."

„Bist du sicher?"

„Ja."

„Okay. Wir sollten Jours fixes vereinbaren. Jeden Montag, Mittwoch und Freitag um 19 Uhr, bis das Projekt beendet ist."

„Einverstanden."

Warum habe ich ihm mein Büro überlassen?, ging es Miriam durch den Kopf, als sie in den Flur hinaustrat. Sie war einem spontanen Impuls gefolgt, möglicherweise ausgelöst durch ihre Überraschung darüber, dass Sebastian sich so ungewohnt verletzlich und kooperativ gezeigt hatte, statt wie erwartet seine Macht zu demonstrieren. Vielleicht hatte auch ein Funken schlechtes Gewissen eine Rolle gespielt, denn anders als versprochen war sie nicht einhundertprozentig ehrlich zu ihm gewesen.

In jedem Fall begann sie, ihren Entschluss schon jetzt zu bereuen. Denn einige Mitarbeiter blickten ihr mit großen Augen hinterher, als sie Philips Büro in Beschlag nahm.

Kaum hatte sie die Tür hinter sich geschlossen, wurde diese auch schon wieder aufgerissen und die Praktikantin stürmte herein.

Miriam runzelte die Stirn. „Schon mal was von Anklopfen gehört?"

„Entschuldige, aber ich hab total Schiss, dass er zusammenklappt!"

Miriam riss die Augen auf. „Was redest du denn da?"

Sie rang die Hände. „Der Typ im Keller ... Er ist verletzt."

„Hey!" Miriam packte die junge Frau an den Schultern. „Ganz ruhig. Tief durchatmen und dann noch mal von vorn: Welcher Typ?"

„Er hat mich angesprochen, als ich gerade nach Hause gehen wollte. Er meinte, er sei ein Freund von Jonna. Das sagte mir nichts, aber dann hat er ein Foto von dir herausgeholt und gefragt, ob du hier arbeitest. Ich sagte Ja und brachte ihn rein. Aber er wollte nicht mit nach oben kommen. Er sagte, er müsse dich unbedingt sprechen, ohne dass euch jemand beobachtet, das sei zu gefährlich. Dann hat er auf die Kellertür gedeutet und gesagt, er werde dort unten auf dich warten. Ich bin dann nach oben gelaufen, um dich zu holen, aber du hattest keine Zeit. Also bin ich wieder runtergerannt, um ihm Bescheid zu geben, dass es etwas länger dauert. Als ich bei ihm ankam, lehnte er an der Kellertür. Er war total blass, und da war jede Menge Blut an seinem Hemd ..." Sie schluchzte auf.

„Hast du sonst noch jemandem Bescheid gesagt?"

Die Praktikantin zuckte zusammen. „Oh nein, hätte ich das tun sollen?" Sie schlug sich eine Hand vor den Mund. „Ich hätte gleich einen Rettungswagen rufen sollen, stimmt's?"

„Nein. Du hast alles richtig gemacht!", erwiderte Miriam mit einer Sicherheit, die sie nicht empfand. Sie ergriff ihre Handtasche und holte den Autoschlüssel heraus. „Geh zu meinem Wagen und hol den Verbandskasten. Sieh zu, dass dich niemand dabei beobachtet."

„Okay", hauchte die junge Frau.

Miriam zwang sich zu einem Lächeln. „Bis gleich."

Die Praktikantin nickte und hastete aus dem Raum. Miriam nahm das Pfefferspray aus ihrer Handtasche, verbarg es in ihrer Hand und folgte ihr so unauffällig wie möglich.

Kaum hatte sie das Treppenhaus erreicht, eilte sie die Stufen hinab.

Als sie das Erdgeschoss erreichte, drang ein leises Stöhnen an ihr Ohr. Das Pfefferspray in der rechten Hand wie eine Waffe vor sich haltend, nahm Miriam die letzten Treppenstufen.

Ein Mann lehnte schwer atmend an der Kellertür. Er hatte eine Hand auf seine linke Schulter gepresst. Schweiß stand ihm auf der Stirn.

Miriam erstarrte. „Alex?“, keuchte sie. „Alex Thompson?“

Wundenreparatur und Zwiebelmett

Der Verletzte zuckte zusammen. Für einen Moment sah es so aus, als würde er das kleine Mädchen neben ihr anstarren, dann blickte er zu Miriam auf. „Jonna?“

Miriam nickte zögernd und ignorierte den fragenden Blick ihres jüngeren Ichs. „Ja. Wie ... wie hast du mich gefunden?“

„Ein Freund aus Indien hat mir geholfen. Du hast deine Daten nicht gut genug geschützt. Bin dir ... gefolgt.“ Er machte Anstalten, ihr die Hand zu reichen, zuckte dann jedoch vor Schmerz zusammen.

Miriam warf einen Blick auf seine verletzte Schulter. „Du blutest!“

„Nicht schlimm“, murmelte er. „Mir ist nur ein bisschen schummrig.“

Er taumelte. Miriam trat hastig einen Schritt vor und stützte ihn. „Besser, du setzt dich.“

„Gute Idee.“

Sie half ihm, sich an die Kellertür zu lehnen.

„Lass mal sehen!“ Miriam wunderte sich, wie ruhig ihre Stimme klang, obwohl ihr Herz wummerte und ihre Gedanken rasten.

Wie konnte es sein, dass Alex Thompson plötzlich hier auftauchte? Bislang war er ein mehr oder weniger virtuelles Problem gewesen. Ein Störfeuer, das sie mit einer kühl kalkulierten Kampagne im Keim zu ersticken versuchte. Und nun saß dieses virtuelle Problem vor ihr, stützte sich schwer auf sie und hinterließ Blutflecken an ihrer Bluse.

Behutsam schob sie Alex' Hand beiseite, konnte aber nur blutgetränkten, zerrissenen Stoff erkennen und darunter Hautfetzen und noch mehr Blut. Sie spürte ein flaues Gefühl im Magen. „Vielleicht sollten wir uns das mal genauer ansehen."

„Ja, ist wohl besser." Alex begann, mit unbeholfenen Handgriffen sein Hemd aufzuknöpfen.

Nach kurzem Zögern half Miriam ihm. „Was ist passiert?", fragte sie.

„Ich bin an einer Schraube hängen geblieben."

„An einer Schraube? Willst du mich veräppeln?"

„Na ja, ich vermute zumindest, dass es eine Schraube war. Ich habe nicht genau hingesehen – es ging etwas hektisch zu."

„Kannst du das bitte präzisieren?"

Mittlerweile hatten sie sein Hemd geöffnet. Auf seiner Brust prangte ein riesiges Hämatom. Es zog sich hoch bis zum Schlüsselbein.

Miriam sog scharf die Luft ein.

„Ich war wirklich vorsichtig, habe mich am Flughafen genau umgesehen und extra ein paar Umwege genommen, um etwaige Verfolger identifizieren zu können. Nachdem ich in der Stadt angekommen war, fühlte ich mich einigermaßen sicher. Auf dem Weg hierher ist es dann passiert ..."

Behutsam lüftete Miriam den blutverschmierten Stoff.

Alex keuchte auf.

„Du musst dich etwas vorbeugen", sagte Miriam. Er gehorchte. Sie schob vorsichtig das Hemd von seiner Schulter. Blut quoll über ausgefranste Wundränder und rann seinen Arm hinunter.

Miriam schluckte trocken. „Und was ist dann passiert?", fragte sie, weniger aus Neugier als in dem Versuch, sich abzulenken.

„Es geschah auf dem U-Bahnhof. Überall waren Menschen. Ich ging außen am Bahnsteig entlang an den Leuten vorbei. Die nächste U-Bahn kam, und als ich mich gerade zu dem herannahenden Zug umdrehte, bekam ich plötzlich einen Stoß verpasst. Ich ruderte wild mit den Armen, konnte mich aber nicht halten und stürzte in den Schacht. Die Zugführerin ging voll in die Eisen. Es quietschte ohrenbetäubend. Einen Moment lang war ich wie erstarrt, sah nur den Qualm von den blockierenden Rädern aufsteigen und das bleiche Gesicht der Frau hinter der Scheibe, dann rappelte ich mich auf, hechtete zur Seite und presste mich an die Wand des Gleisbetts. Der Zug rutschte grell kreischend an mir vorbei. Es war unglaublich eng. Ich konnte meine Position nicht halten. Der Zug streifte mich, kurz bevor er zum Stehen kam. Ich spürte einen Schlag gegen die Brust und schlitzte mir die Schulter an einer Schraube auf, die aus der Wand ragte. Dann reagierte ich nur noch instinktiv. Ich wusste, dass die Gefahr noch dort auf diesem Bahnsteig war, also rappelte ich mich auf, floh in den Tunnel und folgte den Gleisen bis zum nächsten Bahnhof. Von dort aus konnte ich dann verschwinden."

Miriam biss sich auf die Lippen. Zu gerne hätte sie sich eingeredet, dass die Geschichte ein Unfall gewesen war. Aber es gelang ihr nicht. Jemand hatte versucht, Alex umzubringen. Es brauchte nicht viel Fantasie, um sich vorzustellen, wer dahintersteckte.

Ihr wurde schwindlig. Sie taumelte und stützte sich schnell an der Wand ab.

„Hey, alles okay mit dir?", fragte Alex.

„Alles bestens", log Miriam. *Reiß dich zusammen!,* befahl sie sich selbst. *Geh eins nach dem anderen an! Als Erstes muss diese Wunde versorgt werden. Danach kannst du dir immer noch überlegen, wie du aus diesem Schlammassel herauskommst.* Sie holte tief Luft und richtete sich auf. „Du musst ins Krankenhaus."

„Nein!" Er schüttelte vehement den Kopf.

„Alex ..."

„Ich habe schon Schlimmeres erlebt."

„Und deshalb willst du nicht ins Krankenhaus? Eine bescheuertere Begründung habe ich ja noch nie gehört! Glaub mir, es beeindruckt hier niemanden, wenn du den harten Mann markierst."

Alex sah zu ihr auf, und um seine Lippen zuckte es. „Darum geht es nicht. Ich war extrem vorsichtig, und trotzdem haben die Kerle mich gefunden. Es wäre zu riskant, ins Krankenhaus zu gehen. Ich muss unter dem Radar bleiben."

Miriam presste die Lippen zusammen. Es ärgerte sie, dass er ihr widersprach. Aber noch schlimmer war, dass er vermutlich recht hatte.

„O mein Gott!", erklang plötzlich ein entsetzter Aufschrei hinter ihnen. Miriam fuhr herum.

Die Praktikantin presste sich eine Hand auf den Mund. „Wir müssen einen Krankenwagen rufen."

„Nein!", antworteten Alex und Miriam unisono.

„Was? Aber warum denn nicht?"

„Ich schlage vor, wir sorgen erst mal dafür, dass ich hier nicht alles vollblute, und diskutieren im Anschluss darüber", sagte Alex.

„Klingt vernünftig", vernahm Miriam Jonnas Stimme. Sie konnte die Kleine nirgendwo entdecken, aber offenbar hielt das ihr kindliches Ich nicht davon ab, in ihrem Kopf herumzuspuken.

Miriam nahm den Erste-Hilfe-Kasten entgegen und öffnete ihn. Ihr letzter Ersthelferkurs lag etwa ein halbes Jahr zurück. Sie konnte sich also noch recht gut daran erinnern, was nun zu tun war. „Wir können versuchen, einen Druckverband anzulegen, aber ich fürchte, die Wunde muss trotzdem genäht werden."

„Nicht nötig", entgegnete Alex. „Ich brauche nur ein bisschen Hilfe."

„Okay", schnaufte Miriam, „dann operier dich meinetwegen selbst." Sie stellte den Erste-Hilfe-Kasten neben ihm auf den Boden und wunderte sich selbst über ihren schnippischen Tonfall. Seine Sturheit konnte nicht der alleinige Grund für diese Reaktion sein, schließlich war sie dickköpfige Männer gewohnt.

Alex wühlte in dem Kasten herum. „Du hast nicht zufällig Sekundenkleber dabei?"

„Sekundenkleber? Sehe ich aus wie der Hausmeister?", entfuhr es Miriam. „Außerdem ist das eine Schnittwunde und keine zerbrochene Porzellantasse."

„Sekundenkleber hilft auch bei Wunden. Und etwas zum Desinfizieren wäre super."

Er tupfte die Wundränder vorsichtig mit einem Mullverband ab.

Die Praktikantin hatte den verbalen Schlagabtausch mit offenem Mund verfolgt. „Ich kümmere mich darum!", sagte sie nun und hastete los.

„Vertraust du ihr?", fragte Alex, als die junge Frau außer Hörweite war.

„Na ja, sie ist unsere Praktikantin ... Sagen wir mal so: Ich habe keinen Grund, ihr zu misstrauen."

„Wie heißt sie?"

Miriam nahm ein Verbandspäckchen aus dem Kasten. „Lass mich mal ..." Sie schob seine Hand beiseite, zog den Mull aus der Plastikverpackung und begann, die Wundränder vorsichtig vom Blut zu befreien.

„Sag mal, weißt du etwa gar nicht, wie sie heißt?"

„Wenn du ihren Namen wissen willst, frag sie selbst! Mir erschließt sich allerdings nicht, warum das gerade so wichtig sein sollte."

Er runzelte die Stirn, sagte aber nichts.

Eilige Schritte waren zu hören. Die Praktikantin stürmte die Treppe hinunter, in der Hand einen Flachmann und eine winzige Tube Sekundenkleber. „Zum Glück weiß ich, wo sich die geheime Minibar befindet", verkündete sie und wedelte triumphierend mit der kleinen Wodkaflasche in der Luft. „Und Luis hatte Sekundenkleber."

„Großartig. Vielen Dank!" Alex nahm ihr den Wodka ab. „Ich bin übrigens Alex, und wie heißt du?"

„Clarissa."

„Schöner Name."

„Danke."

Er goss einen großzügigen Schluck Alkohol auf die Wunde und sog scharf die Luft ein.

„Warte, ich helfe dir." Miriam tupfte die Stelle mit einer sauberen Mullbinde ab.

„Danke, Jonna."

Miriam ignorierte den irritierten Blick von Clarissa.

„Nun wäre ich dir sehr dankbar, wenn du die Wundränder fest zusammendrückst", sagte Alex. „Ich versiegle das Ganze dann mit dem Kleber."

Miriam schluckte trocken. „Klingt einfach."

Sie umfasste die Wunde und schob die Haut zusammen.

„Fester!", sagte Alex mit gepresster Stimme. Ein Schweißtropfen rann ihm über die Stirn.

„Ich kann das nicht mitansehen!" Clarissa wandte sich ab.

Miriam hätte es ihr am liebsten gleichgetan. Es schmerzte schon beim Hinsehen. Sie biss die Zähne zusammen und schob die Hautlappen fester gegeneinander. Wenn sie jetzt abrutschte und ihre Fingernägel in die Wunde rammte ... *Nur nicht darüber nachdenken,* befahl sie sich selbst.

„Du machst das gut", keuchte Alex. Dann befreite er die Haut vom Blut und ließ den flüssigen Kleber darüber rinnen. „Weiter fest zusammendrücken."

Miriam versuchte, ihre Finger ganz ruhig zu halten. Es war anstrengend. „Wie lange noch?"

„Wenn du pustest, geht's schneller."

„Sehr witzig."

„Im Ernst, der Kleber braucht Luftfeuchtigkeit zum Aushärten."

Miriam pustete.

Alex schloss die Augen, sein Kopf sackte zurück gegen die Wand.

„Hey", stieß Miriam erschrocken hervor, „schön wach bleiben."

Er blinzelte. „Alles gut", krächzte er. „Mir war nur ein bisschen schummrig."

Miriam blies erneut auf den dünnen Klebefilm.

„Soll ich nicht doch lieber den Notarzt rufen?", fragte Clarissa.

„Nein!", kam es zeitgleich von Alex und Miriam.

Die junge Frau nagte an ihrer Unterlippe und trat nervös von einem Fuß auf den anderen.

„Okay", ächzte Alex. „Das sollte jetzt halten. Du kannst loslassen.

Ganz vorsichtig löste Miriam den Griff.

Alex stieß erleichtert die Luft aus und schloss für einen Moment die Augen. Dann linste er auf die Wunde. „Na bitte, das hätten wir repariert."

Miriam kniff abschätzend die Augen zusammen. „Sieht nach ziemlichem Pfusch aus, wenn du mich fragst."

„Hauptsache, es hält."

Clarissa schüttelte ungläubig den Kopf. „Ihr seid ganz schön crazy! Woher kennt ihr euch überhaupt?"

„Internet", sagte Miriam rasch, dann wandte sie sich wieder an Alex. „Ruh dich einen Moment aus, ich helfe dir gleich beim Anziehen."

Sie legte der jungen Frau eine Hand auf die Schulter und flüsterte: „Kommst du bitte mal mit?"

Eilig führte sie Clarissa um die Ecke und zwei Stufen die Treppe hinauf, sodass Alex sie nicht mehr sehen konnte. „Vertraust du mir?"

Die Praktikantin sah sie nur mit großen Augen an.

„Vertraust du mir?", wiederholte Miriam.

„Äh, ja klar", erwiderte Clarissa.

Es klang nicht so, als wäre sie selbst vollkommen überzeugt von ihrer Aussage. Aber welche Wahl hatte Miriam schon? Sie konnte das Mädchen nun nicht mehr aus der Sache heraushalten. „Okay. Alex braucht unsere Hilfe, aber die Situation ist kompliziert. Du darfst niemandem davon erzählen!"

„Warum denn nicht? Hat er etwas ausgefressen?"

„Nein."

„Aber warum –"

„Er ist in Gefahr!", unterbrach Miriam.

Clarissa zog die Brauen hoch.

„Und er hat mächtige Feinde", fügte Miriam rasch hinzu. „Also unterschätz die Situation nicht. Du darfst niemandem davon erzählen. Niemandem, hörst du?"

„Okay", erwiderte Clarissa nach kurzem Zögern.

Miriam packte sie am Arm. „Kann ich mich auf dich verlassen?"

„Ja!" Die junge Frau nickte eifrig.

„Danke!" Miriam seufzte. „Du musst mir zwei Gefallen tun: Erstens, mach Feierabend und geh nach Hause."

„Äh ..."

„Und zweitens, zieh bitte dein Kleid aus und leih es mir!"

„Wie bitte?"

Miriam deutete auf ihre blutbefleckte Bluse. „Ich muss noch ein paar Sachen erledigen, und so geht das nicht!"

„Aber ich kann doch nicht in Unterwäsche ..."

„Wir tauschen!"

„Ach so. Na gut."

Es war eine recht sportliche Angelegenheit, auf der Treppe die Kleidung zu wechseln – zumal Clarissa mindestens eine Konfektionsgröße kleiner trug.

„Was macht ihr da eigentlich?“, meldete sich Alex plötzlich zu Wort.

„Bleib, wo du bist! Wir ziehen uns um!“

„Hört sich an, als würdet ihr einen Ringkampf veranstalten.“

„Sehr witzig!“

Clarissa war als Erste fertig. Obwohl ihr Miriams Sachen ein wenig zu weit waren, sah sie unverschämt gut darin aus.

Miriam zerrte an den Trägern des Kleids. Sie hingegen kam sich vor wie eine zu groß geratene Portion Zwiebelmett im Wurstfüller.

„Wenn ich euch irgendwie behilflich sein kann ...“, rief Alex nach oben.

„Ja, kannst du!“, brummte Miriam. „Halt die Klappe und versuch, nicht zu verbluten!“

„Alles klar, Boss“, meldete Alex zurück.

Clarissa schmunzelte, wurde jedoch gleich wieder ernst, als sie Miriams Blick sah.

„Warte, ich helfe dir!“ Clarissa zerrte die Träger über Miriams Schultern und schloss den Reißverschluss. „Sitzt doch perfekt!“, log sie.

„Na ja“, presste Miriam hervor, die das Gefühl hatte, ihr Lungenvolumen wäre soeben auf die Hälfte komprimiert worden. „Ich komme jetzt allein klar. Geh nach Hause, Clarissa. Und vielen Dank!“

Die junge Frau lächelte und eilte die Stufen hinauf.

Miriam stakste wieder nach unten.

Alex hatte sich aufgerappelt. „Sieht gut aus.“

„Klar, wenn man auf Presswurst steht“, brummte Miriam.

Alex hatte offenbar genug Lebenserfahrung, um zu wissen, wann es besser war zu schweigen. Er bückte sich und griff nach seinem alten Armeerucksack.

„Den nehme ich!“

„Bist du sicher?“

Statt einer Antwort nahm Miriam ihm den Rucksack ab und schwang ihn sich über die Schultern. Das Ding war schwerer, als es aussah. Doch sie ließ sich nichts anmerken. „Komm!"

„Wohin gehen wir?"

„Zum Notausgang!"

„Und dann?"

„Dann erledige ich noch etwas und bringe dich anschließend an einen sicheren Ort."

Charles

Alex wartete am Notausgang, während Miriam zurück ins Büro ging, um eine möglichst glaubhafte Erklärung dafür abzugeben, warum sie die Agentur schon wieder verließ. Außerdem vermeldete sie, dass sie die Praktikantin nach Hause geschickt hatte.

Anschließend brachte sie Alex an einen Ort, den sie das letzte Mal vor über zehn Jahren aufgesucht hatte.

„Sehr idyllisch hier", bemerkte Alex, als sie vom Hauptweg der Laubenkolonie abbogen und Richtung Osten liefen.

„So kann man es auch nennen", murmelte Miriam vor sich hin und ließ den Blick über die sorgfältig gestutzten Hecken gleiten. Sie hatte diesen Ort immer als einen Tummelplatz für spießbürgerliche Kleingeister angesehen.

Schließlich blieb sie vor einem der Gartentore stehen und öffnete es. Die rostigen Angeln gaben ein seltsam zwitscherndes Geräusch von sich. Alles sah noch so aus wie früher – nur ungepflegter. Unter dem Apfelbaum wucherte Moos, in den Beeten wuchs Löwenzahn, und die Brombeerhecke hatte sich inzwischen fast bis zum Haus vorgearbeitet. Die Hängepflanze im Kübel neben der Haustür war schon seit einiger Zeit verdorrt. Die zerfledderten Überreste hingen traurig zu Boden.

Miriam ging vorsichtig in die Hocke. Ihr Kleid spannte bedenklich. Hastig hob sie den Kübel an und fischte zwischen einigen panisch umherwuselnden Asseln einen Schlüssel hervor. Als sie sich aufrichtete, vernahm sie das verräterische Geräusch einer platzenden Naht. „Verflixt!" Sie versuchte, einen Blick auf ihre Kehrseite zu erhaschen. „Siehst du irgendetwas?“

Alex schüttelte den Kopf – ein wenig zu eifrig, wie Miriam fand.

Sie öffnete die Haustür. Abgestandene Luft schlug ihr entgegen. Es war düster. Miriam trat ein und schob die staubigen Gardinen beiseite. Auf den Fensterbrettern lagen Dutzende tote Fliegen. „Mach es dir schon mal gemütlich. Ich bin gleich wieder da.“

Sie stellte die Wasserpumpe an und ging ins Bad. Mithilfe ihres Handys und des Badspiegels unterzog sie das Kleid rückwärtig einer kritischen Prüfung. „Mist!“, entfuhr es ihr. Südlich des Steißbeins war die Naht gerissen. Es war nur ein schmaler Schlitz, aber sie konnte unmöglich so herumlaufen.

Sie verließ das Bad und trat in den Wohnraum der Laube. Alex hatte ihr den Rücken zugewandt und betrachtete interessiert eines der Fotos, die dort an der Wand hingen. „Sag mal, bist du das?“

Miriam huschte an ihm vorbei in die Küche. „Ja, ist aber Ewigkeiten her.“ Sie öffnete die Luke zum Dachboden und klappte die Leiter aus.

„Sind das auf dem anderen Bild deine Eltern?“

„Ja.“

Sie stieg die Leiter empor und hörte, wie er näher kam. „Dann gehört das Häuschen deinen Eltern?“

„Gehörte“, erwiderte Miriam. „Würdest du bitte im Wohnzimmer warten?“

„Natürlich. Entschuldige.“

Es war warm auf dem Dachboden. Der vertraute Geruch von Holz und Federbetten schlug ihr entgegen. Hier oben hatten sie immer geschlafen, wenn sie im Sommer in der Gartenlaube übernachtet hatten – ihre Eltern auf der einen und Miriam auf der anderen Seite.

Sie öffnete den kleinen Schrank, in dem ihre Sachen lagerten. Die Scharniere quietschten leise. Das hatten sie schon immer getan.

Miriam fand Unterwäsche und einige verwaschene T-Shirts. Auf dem unteren Regalbrett lag eine rosafarbene Jogginghose. Die Freizeitklamotten eines Teenagers – die modisch etwa zwei Jahrzehnte zurücklagen. Seufzend zog sie die Hose aus dem Schrank. Der Stoff fühlte sich weich an und roch ... wie damals.

Erinnerungen blitzten vor ihrem inneren Auge auf.

Draußen tobt ein Sommergewitter, der Regen trommelt an die Scheiben, doch hier drinnen ist es warm und gemütlich. Die Würfel auf dem Spielbrett klappern, Papa lacht – ein seltener Anblick ...

Die Bettdecke ist kuschelig weich, Mama sitzt auf der Bettkante und liest mit sanfter Stimme eine Geschichte vor ...

Miriam blinzelte. Diese Heile-Welt-Momente waren die Ausnahme gewesen.

Sie erinnerte sich, dass ihr Vater vollkommen ausgerastet war, als sie auf dem Dachboden heimlich die *Bravo* gelesen hatte. Wenn sie mit ihren Freundinnen schwimmen ging, musste sie einen Badeanzug tragen, der modisch perfekt zu einer siebzigjährigen Rentnerin bei der Absolvierung ihres Wassergymnastik-Kurses gepasst hätte, aber nicht zu einem sechzehnjährigen Teenager.

Am schlimmsten jedoch waren die sogenannten „Missionseinsätze" gewesen. Miriam stand dann immer neben ihrem Vater in der Fußgängerzone, verteilte gruselig geschriebene Traktate und hörte zu, wie jeder, der vorbeikam, vor den Feuern der Hölle gewarnt wurde. Dabei glaubte sie sich zu erinnern, dass Jesus, auf den ihr Vater sich berief, vielmehr von der unmittelbaren Nähe des Himmelreichs gesprochen hatte als von den Flammen der Hölle.

„He, alles okay da oben?", rief Alex.

„Alles bestens. Bin gleich wieder bei dir“, erwiderte Miriam.

Es war eine echte Herausforderung, sich ohne Hilfe aus dem engen Kleid zu befreien. Aber irgendwie gelang es ihr schließlich. Sie schlüpfte in die rosafarbene Jogginghose und streifte sich ein Hello-Kitty-T-Shirt über. Als sie die Leiter hinabstieg, hob Alex die Brauen.

„Ja, ich weiß, dass ich furchtbar aussehe. Aber etwas anderes habe ich nun mal nicht gefunden.“

„Wieso furchtbar?“ Alex wirkte verblüfft. „Du siehst aus wie jemand, mit dem ich unglaublich gerne zu Mittag essen würde.“

„Tatsächlich?“

„Ja. Hast du keinen Hunger?“

„Doch. Es kann allerdings ein wenig dauern, bis der Lieferservice hier ist.“

„Wieso Lieferservice?“, fragte Alex. „Ich kann uns doch etwas kochen.“

Miriam sah wohl ziemlich überrascht aus, denn Alex lachte auf, hielt sich aber gleich darauf stöhnend die Brust. „Ja, kochen“, schnaufte er. „Manche Menschen tun das hin und wieder. Auf diese Art kann ich mich dann auch gleich für deine Hilfe revanchieren.“

„Äh, ich glaube nicht, dass sich hier irgendetwas Essbares finden lässt“, bemerkte Miriam und deutete auf die verstaubte Küchenzeile.

„Das sollten wir direkt mal verifizieren.“ Ungeniert öffnete Alex einen der Schränke, fand darin jedoch nur das geblümte Kaffeeservice von Miriams Großmutter. „Schickes Design.“ Im nächsten Schrank lagerten Gewürze. „Na bitte! Da geht doch was.“ Er wandte sich an Miriam. „Kannst du in den unteren Schränken nachschauen? Seit ich mit der U-Bahn auf Tuchfühlung gegangen bin, habe ich Probleme beim Bücken.“

Kopfschüttelnd öffnete Miriam einen der Unterschränke und fand tatsächlich noch eine Packung Spaghetti darin. „Damit haben wir früher die Schweine im Wildgehege gefüttert", erinnerte sie sich.

„Aber wir haben etwas viel Besseres damit vor!" Stolz hielt Alex eine Dose Thunfisch und ein Tetrapak passierte Tomaten in die Luft. „Spaghetti al tonno!"

„Wo hast du die denn her?", fragte Miriam.

„Waren hinter den Gewürzen versteckt."

Skeptisch beäugte Miriam die verstaubten Verpackungen. „Vielleicht gab es ja einen guten Grund, sie zu verstecken." Sie betrachtete die Spaghettipackung ein wenig genauer. „Die Nudeln sind seit drei Jahren abgelaufen."

Alex zuckte die Achseln. „Wen interessiert's? Was soll an Nudeln schlecht werden? Außerdem sind der Thunfisch und die Tomaten auch schon abgelaufen. Wir machen die Packungen einfach auf, und wenn sich darin nichts bewegt, kann man es noch essen."

Miriam verzog angewidert das Gesicht.

„He, ‚MHD' ist in Wirklichkeit das Akronym für ‚Möchte haufenweise Dollars'. Das ist reine Geldschneiderei."

„Ich hab da so meine Zweifel", bemerkte Miriam.

„Und ich Hunger", erwiderte Alex. „Und ich sage dir: Im Zweifel ist der Hunger stärker als der Zweifel. Das weiß ich aus eigener Erfahrung. Als ich mich in der Zentralafrikanischen Republik zwei Wochen lang vor einer Gruppe Rebellen verstecken musste, habe ich mich über eine Goliathkäferlarve zum Frühstück gefreut wie ein Schneekönig."

„Wenn du ernsthaft glaubst, dass sich solche Geschichten als Appetitanreger eignen ..." Miriam ließ den Satz unbeendet und schüttelte sich.

Alex grinste, holte zwei Töpfe aus dem Schrank und drehte das Wasser auf. Der Hahn rumpelte und ruckte, bevor er einen Schwall braune Brühe ausstieß. „Das Wasser hat offenbar noch höhere Eisenwerte als Spinat", kommentierte Alex. Doch er wartete ab, bis der Strahl fast durchsichtig war, ehe er den Topf füllte.

Miriam ließ ihn in der Küche hantieren und ging ins Wohnzimmer. Sie nahm ihr Smartphone und tat so, als würde sie etwas checken, während sie fieberhaft überlegte, was als Nächstes zu tun war.

Dass Alex bei ihr aufgetaucht war, machte die ohnehin schon verzwickte Angelegenheit nicht gerade unkomplizierter. Wenn Hoehnbeck davon Wind bekäme, wäre möglicherweise nicht nur sein, sondern auch ihr Leben in Gefahr. Auf der anderen Seite war es entscheidend, dass Alex ihr vertraute. Kaum auszudenken, wie er reagieren würde, wenn er ihre wahre Motivation erkannte. Der Schaden für die Agentur wäre dann kaum noch abzuwenden.

Sie musste also in die Offensive gehen und dabei dem Grundsatz folgen: Jede halbe Wahrheit ist effektiver als eine ganze Lüge.

Alex rief sie zum Essen, und nach dem ersten Bissen beschloss Miriam, ihren Vorsatz gleich in die Tat umzusetzen. „Das schmeckt ... gar nicht so schlimm, wie ich befürchtet hatte."

Alex grinste. „Was für ein zauberhaftes Kompliment."

„Ich dachte mir, dass du Ehrlichkeit zu schätzen weißt."

„Absolut korrekt."

„Dann will ich gleich mal damit weitermachen. Mein Name ist nicht Jonna."

„Ich weiß", erwiderte Alex. „Du bist Miriam Eckert, stellvertretende Geschäftsführerin der Experience-Marketingagentur und verantwortlich für den Deal mit der Hoehnbeck AG."

Miriam spürte, wie ihr das Blut in die Wangen stieg. Sie schob sich eilig eine große Portion Nudeln in den Mund und kaute sehr sorgfältig, ehe sie antwortete: „Du bist gut informiert."

Alex lächelte. „Das ist mein Job. Ich bin investigativer Journalist."

„Es wäre zu gefährlich gewesen, dich unter meinem richtigen Namen zu kontaktieren."

„Gefährlich für wen? Für dich oder für mich?"

„Für uns beide", erwiderte Miriam. „Außerdem ist Jonna nicht ganz falsch. So wurde ich in meiner Kindheit genannt."

Alex warf ihr einen schwer deutbaren Blick zu. „Jonna gefällt mir."

Miriam starrte auf ihre Nudeln. „Ich billige die Methoden von Hoehnbeck nicht. Ich hoffe, das weißt du."

„Warum arbeitest du dann für sie?"

„Als ich den Vertrag abschloss, wusste ich nicht, wie sie ticken."

„Wirklich nicht?" Es lag keinerlei Vorwurf oder Ironie in Alex' Stimme. Er klang, als wolle er die Antwort auf diese Frage wirklich wissen.

Miriam seufzte. „Alex, bitte glaub mir, wir sind –"

„Sag es nicht!", unterbrach er sie scharf.

„Was?"

„Sag nicht, dass wir auf derselben Seite sind. Ich habe diesen Satz so oft aus dem Mund von falschen Schlangen gehört, dass ich ihn nicht mehr ertragen kann."

Miriam legte die Gabel ab und verschränkte die Arme vor der Brust. „Was soll ich denn sonst sagen?"

„Gar nichts. Beweis es einfach."

Sie schnaufte. „Ich habe dich in ein sicheres Versteck gebracht. Reicht das nicht?"

„Und ich habe dir ein köstliches Mahl zubereitet. Das sagt doch auch eine Menge aus, oder?"

„Köstliches Mahl?"

„Allemal besser als Goliathkäferlarven."

Miriam nahm die Gabel wieder zur Hand und schob damit die Nudeln auf ihrem Teller hin und her. „Wenn du mir nicht vertraust, kannst du gerne gehen. Ich werde dich nicht aufhalten."

Alex machte keinerlei Anstalten aufzustehen. Stattdessen schob er sich eine weitere Gabel voll Nudeln in den Mund.

„Gut." Miriam lächelte. „Ich muss wissen, was du vorhast, sonst kann ich dir nicht helfen."

„Glaubst du an Gott?"

„Nein! Und ich verstehe auch nicht, was das mit der Sache zu tun haben soll."

„Mir ist aufgefallen, dass ihr überproportional viele Bibeln in eurem Bücherregal stehen habt."

„Die gehörten meinen Eltern", erwiderte Miriam. „Können wir jetzt bitte –"

„Gehörten?", unterbrach Alex sie.

„Mein Vater starb vor zehn Jahren, und meine Mutter hat kurz darauf ihr altes Leben hinter sich gelassen und ist in die Schweiz gezogen. Sie ist letztes Jahr gestorben."

„Vermisst du sie?"

Miriam zuckte unverbindlich mit den Achseln. Sie wusste nicht, was sie darauf antworten sollte. Im Grunde genommen hatte sie sich nie die Zeit genommen, darüber nachzudenken. Ihr Leben war von morgens bis abends durchgetaktet. Reflexionen über ihre Familiengeschichte hatten darin keinen Platz.

Alex wandte den Blick von ihr ab und schaute aus dem Fenster. „Ich vermisse meine Eltern. Als Achtzehnjähriger wollte ich so schnell wie möglich von zu Hause weg. Aber inzwischen weiß ich, dass es nur sehr wenige Menschen gibt, die mich so bedingungslos lieben wie diese zwei skurrilen älteren Herrschaften."

„Das muss schön sein", sagte Miriam. Sie war überrascht, dass sie es genauso meinte, wie sie es gesagt hatte – obwohl sie das Spiel inzwischen durchschaute. Alex hatte dem Gespräch bewusst eine bestimmte Richtung gegeben, um sich ein Bild von ihr zu machen.

Nun, was er konnte, konnte sie schon lange. Sie studierte ihr Gegenüber und bemerkte das kleine, primitiv gezeichnete

Kreuz auf seinem Unterarm. „Wie ist es mit dir? Glaubst du an Gott?"

„Du meinst wegen des Tattoos? Das ist weniger ein Bekenntnis als vielmehr das Ergebnis einer durchzechten Nacht in meiner Jugend." Er winkte ab. „Wie auch immer. Vor einigen Jahren hätte ich die Frage noch mit einem klaren Nein beantwortet. Aber inzwischen bin ich mir da nicht mehr so sicher."

„Wie kommt's?"

„Irgendwann ist mir aufgefallen, dass mein Weltbild nicht die Folge echter Überzeugung war – ich hatte mich schlicht mit dem Mainstream treiben lassen. Ich trug Jeans und T-Shirt, weil alle meine Kumpels so herumliefen, und ich bezeichnete mich als Agnostiker, weil alle in meinem Umfeld das taten. Ich ging einfach davon aus, dass ein wirklich aufgeklärter und toleranter Mensch so etwas wie Religion nicht mehr braucht.

Als mir aufging, dass sich daraus resultierend ein unbewusstes Überlegenheitsgefühl gegenüber den Menschen, die immer noch an Gott glaubten, in mir festgesetzt hatte, ärgerte mich das ungeheuer. Denn diese unreflektierte Arroganz entsprach überhaupt nicht meinem Selbstbild. Es war mir wichtig, nicht einfach dem Mainstream zu folgen. Ich wollte anders sein, wollte von denen lernen, auf die andere herabsahen. Insofern war mein erstes Fragen nach Gott nicht mehr als eine Art spätpubertäre Bockigkeit."

„Cool", meldete sich Jonna zu Wort, die wie aus dem Nichts auf dem freien Stuhl rechts von Miriam aufgetaucht war. Sie verschränkte die Arme auf dem Tisch, legte den Kopf darauf und sah neugierig zu Alex auf. „Es könnte dir nicht schaden, wenn du auch ein wenig bockiger wärst", fügte sie mit einem Seitenblick auf Miriam hinzu.

Letztere ignorierte ihr jüngeres Ich und konzentrierte sich wieder auf Alex. „Interessant. Deiner Formulierung entnehme ich, dass es dabei nicht geblieben ist?"

Er nickte nachdenklich.

„Was ist passiert?“

„Charles.“

„Wie bitte?“

„Charles ist ein einarmiger, halbblinder Mittdreißiger, der als Kindersoldat in Uganda kämpfte. Er hat über dreißig Narben auf seinem Unterarm. Eine für jeden Menschen, den er getötet hat. Durch eine Landmine wurde er schwer verwundet. Er überlebte nur, weil ihm die Menschen halfen, deren Dorf er gerade überfallen wollte. Eine Flüchtlingshelferin erzählte mir einmal von Charles und meinte: ‚*Du musst unbedingt mal mit ihm reden.*‘ Ich sträubte mich ein bisschen und sagte ihr, ich sei kein Psychologe oder Therapeut, aber sie lachte nur und meinte: ‚*Rede mit ihm.*‘

Also tat ich das, und mir ging sehr schnell auf, dass es nicht Charles war, der dieses Gespräch brauchte, sondern ich. Nach menschlichen Maßstäben hätte er ein gebrochener Mann und ein seelisches Wrack sein müssen. Gebrochen war er auch, zumindest auf gewisse Weise. Aber zugleich hatte er einen tiefen Frieden, den ich mir nicht erklären konnte. Ich fragte ihn, wie er nach all dem Schrecklichen, trotz seiner Behinderung und der fürchterlichen Armut, in der er lebte, so ... vollständig sein könne. Seine Antwort überraschte mich, denn sie war sehr schlicht und passte überhaupt nicht in mein Denkschema.

‚*Weißt du, Alex*‘, sagte er, ‚*ich war immer einer, den man nicht sieht. Zuerst hat man mich nicht gesehen, weil ich nur eines von Millionen verarmten Kindern war. Ungebildet, verdreckt und nutzlos. Dann haben die Leute mich nicht gesehen, weil sie Angst vor mir hatten. Ich war der Killer, an dem man mit gesenktem Kopf vorbeiging, so rasch man konnte. Und dann wurde ich zum Krüppel, dessen Anblick niemand ertragen konnte. Ich war immer einer, den man nicht sieht.*‘

Ich musste schlucken, als er mir das erzählte. Er sprach sanft und freundlich, aber ich fühlte mich elend, weil er den Nagel auf den Kopf getroffen hatte. Charles gehörte zu den Menschen, die man nicht sah, oder besser: nicht sehen wollte.

‚Ich war der kaputteste Mensch auf dieser Erde‘, sagte er. *‚Aber dann kam jemand, der mich sah. Jemand blieb stehen und hielt mich und meinen Anblick aus. Kannst du dir vorstellen, was für ein Schock das war?‘*

‚Wer war das?‘, fragte ich ihn.

‚Augenscheinlich war es Schwester Betty. Aber in Wirklichkeit war es Gott. Denn nur weil er so ist, wie er ist, kann Betty so sein, wie sie ist.‘“

„Wer ist Schwester Betty?“, fragte Miriam.

„Eine alte Frau aus einer Baptistengemeinde, die sich ehrenamtlich für Kriegswaisen engagiert“, erwiderte Alex. *„‚Betty hat mir gezeigt, wie Jesus ist‘*, erklärte mir Charles. *‚Sie blieb stehen, sah mich an und schloss mich in die Arme. Ich stand stocksteif da und wusste nicht, was ich tun sollte.‘* Er schüttelte den Kopf. *‚Weißt du, wie lange ich nicht berührt worden war? Es war, als würde sich der Himmel auftun. Durch Betty bin ich Jesus begegnet, und das hat mich nie wieder losgelassen. Das Wissen um einen Gott, der mich sieht und sich nicht von mir abwendet, verändert alles! Verstehst du?‘“* Alex räusperte sich und schob mit der Gabel ein paar Nudeln auf dem Teller herum.

„Offenbar hat dich diese Begegnung nachhaltig beeindruckt“, bemerkte Miriam.

Er nickte. „In diesem Moment fühlte ich mich Charles auf schwer erklärbare Weise verbunden. Auf den ersten Blick erscheint das kaum nachvollziehbar. Was hat mein Leben mit seinem gemein? Ich wuchs behütet auf, habe Freunde und Menschen, die mich lieben. Niemand hat mich je missbraucht oder zum Töten gezwungen. Aber letztlich, so glaube ich, sind wir alle irgendwie allein.“ Ein wehmütiges Lächeln huschte über seine Lippen. „Niemand sieht uns so, wie wir wirklich sind. Niemand kennt den Schatten in uns – manchmal nicht einmal wir selbst.“ Sein Lächeln verblasste. „Wünschst du dir das nicht auch? Jemanden, der deine Hand nimmt und mit dir hinabgeht, dorthin, wo es kalt und dunkel ist in dir. Jemanden, der dort unten, ganz tief in dir drin, das Licht anmacht und sich weder von dir abwendet noch dich loslässt.“

Jonna sagte nichts, aber Miriam spürte ihren Blick auf sich ruhen. Sie hatte das Gefühl, dass ihr das ironische Lächeln, mit dem sie Alex’ Frage beantworten wollte, gründlich misslang.

„Weißt du, was ich interessant finde?“, fuhr er fort. „Wir beide befinden uns in einer Art Zwischenwelt.“

„Was meinst du damit?“

„Du versuchst wegzulaufen, ich versuche anzukommen. Aber uns beiden ist das noch nicht so richtig gelungen.“

„Er hat recht“, bemerkte Jonna lakonisch.

Miriam schnaufte, sah aber nur Alex an. „Ich denke, da irrst du dich! Du hast nicht erlebt, was ich erlebt habe. Ich habe die Sache mit Gott endgültig hinter mir gelassen und bin froh darüber.“

„Tatsächlich?“ fragte Alex. „Nun ja, vielleicht weiß Gott das noch nicht.“

„Ich denke, Gott weiß per definitionem alles.“

„Nun gut, dann ignoriert er es vielleicht“, erwiderte Alex grinsend.

„So wie du meine Frage von vorhin!“, wechselte Miriam das Thema.

„Welche Frage?“

„Das weißt du ganz genau. Was hast du jetzt vor? Ich muss das wissen, wenn ich dir helfen soll.“

Alex drehte die inzwischen lauwarmen Spaghetti auf seine Gabel, und Miriams Handy klingelte. Sie schnaubte frustriert und nahm den Anruf entgegen.

„Miriam, wo zum Geier steckst du?“

Sie stand auf und bedeutete Alex, dass sie kurz telefonieren musste. Erst draußen im Garten antwortete sie: „Oliver, ich freue mich auch, von dir zu hören. Was gibt’s?“

„Das ist nicht lustig, Miriam. Ich habe zigmal versucht, dich zu erreichen. Warum gehst du nicht ran?“

Miriam warf einen Blick auf ihr Display. Tatsächlich: fünf verpasste Anrufe. „Tut mir leid. Ich hab das Klingeln nicht gehört.“

„In der Agentur wusste keiner, wo du bist.“

„Ich habe einen Außentermin. Was soll diese ganze Fragerei überhaupt? Spionierst du mir nach?“

„Natürlich nicht“, erwiderte Oliver. „Ich habe mir Sorgen gemacht!“

„Das brauchst du nicht. Ich bin schon groß!“

„Okay, lassen wir das Thema. Eigentlich rufe ich an, weil ich eine Überraschung für dich habe. Im Grunde sind es sogar zwei.“

Noch vor Kurzem hätte die Art und Weise, wie er das sagte, ihr Herz schneller schlagen lassen. Doch momentan war Miriam einfach nur verwirrt. „Und zwar?“

„Ich habe meine Kontakte spielen lassen. Du erinnerst dich an meinen alten Freund Josef Perlmann? Er schreibt unter anderem für die *Süddeutsche* und *Die Zeit*.“

„Ja. Was ist mit ihm?“

„Er ist offen für einen kritischen Artikel über seinen Kollegen Alex Thompson. Er schreibt gerade eine Reihe über investigative Kollegen, die durch unseriöses Arbeiten den gesamten Journalismus diskreditieren. Wenn du ihm einen Entwurf schickst, wird er ihn in einem seriösen Magazin veröffentlichen.“

„Das … ist wirklich großartig“, erwiderte Miriam hölzern.

„Gern geschehen.“

„Und die zweite … Überraschung?“

„Erinnerst du dich noch an das kleine Chalet in der Schweiz? Es wäre an diesem Wochenende frei."

Miriam zögerte. Das Chalet war ein Traum! Es lag einsam an einem Berghang und gab den Blick auf ein wunderschönes Tal frei. Sie hatten dort ein paar herrliche Tage miteinander verbracht.

„Oliver, ich –"

„Bitte sag nicht Nein! Wir beide haben viel zu tun, und unsere Beziehung hat in letzter Zeit darunter gelitten. Gib uns die Chance auf ein wenig Zeit zu zweit!"

Miriam nagte an ihrer Unterlippe. „Okay", sagte sie schließlich.

„Du wirst es nicht bereuen. Ich hole dich ab. Freitagabend, 9 Uhr."

„Ich freu mich." Sie legte auf und ging zurück in die Laube.

Alex empfing sie mit einem Lächeln.

Von Jonna war nichts zu sehen.

„Ich fürchte, inzwischen sind deine köstlichen Spaghetti kalt geworden."

„Tut mir leid, Alex", sagte Miriam. „Ich muss los!"

„Schade."

„Bleib erst mal hier. Ich melde mich."

Er nickte. „Gut."

Miriam wandte sich um. Alles lief nach Plan. Der Artikel war ein wichtiger Schritt in der Kampagne. Und das Chalet hatte sie immer geliebt.

Warum nur fühlte sie sich so elend, als sie den gepflegten Hauptweg der Laubenkolonie entlangging? Und warum hielt sie immer wieder Ausschau nach Jonna? Und das, obwohl sie doch eigentlich froh sein müsste, wenn sie die Kleine endlich los wäre.

Du musst genauer hinsehen

Miriam starrte aus dem Fenster. Der Cessna-Privatjet lag ruhig in der Luft. Vor einer halben Stunde waren sie in eine dichte Wolkendecke eingetaucht, und nun huschten graue Nebelgespinste an ihnen vorbei. Das ergonomisch geformte Polster des Business-Sitzes schmiegte sich so sanft an ihren Körper, dass sie es kaum spürte.

Oliver saß vorn im Cockpit. Er hatte vor einem Jahr den Pilotenschein gemacht und ließ sich seitdem keine Chance entgehen, seine fliegerischen Fähigkeiten zu trainieren. Ein Angestellter der Chartergesellschaft fungierte als Co-Pilot.

Miriam war nicht böse darüber, dass sie allein in der Kabine saß. Ihr Blick wanderte zu ihrem Laptop. Gestern Abend war der Artikel über Alex fertig geworden. Perlmann hatte ihm den letzten Schliff verpasst. Das Ergebnis war ein äußerst seriös wirkender Text. Jede Behauptung war sorgfältig belegt. Doch die Behauptungen selbst waren gar nicht das Problem – es waren die Fragen, die aufgeworfen wurden, und der Kontext, in den das Ganze gesetzt wurde, die den Artikel zu einer Waffe machten. Einer Waffe, die scharf genug war, um die Glaubwürdigkeit von Alex Thompson ein für alle Mal zu unterminieren. Seine waghalsigen Aktionen, die schauerlichen Kriegserlebnisse, seine Neigung, sich gegen das Establishment zu stellen, und nicht zuletzt der Haftbefehl wegen Drogenhandels, der in Indien gegen ihn vorlag – all das war so geschickt miteinander verknüpft, dass Alex als durchgeknallter, adrenalinsüchtiger Junkie mit linkspolitischer Agenda dargestellt wurde, für den die Wahrheit eher sekundär war, solange am Ende eine spektakuläre Story herauskam.

Miriam hatte ganze Arbeit geleistet, und Perlmann hatte den Text perfektioniert. Vor dem Hintergrund dieses Artikels würde alles, was Alex zukünftig veröffentlichte, einen Beigeschmack von Agitation und Käuflichkeit haben – ein wahres Meisterwerk, wenn man bedachte, wer Alex Thompson in Wirklichkeit war. Sie brauchte diesen Artikel nur noch freizugeben, und Alex' Karriereende war besiegelt.

Die Wolkendecke riss auf. Warmes Sonnenlicht flutete die Kabine. Miriam blinzelte und zuckte erschrocken zusammen, als sie Jonna im Sitz gegenüber erblickte. Das Mädchen sah blass aus.

Miriam spürte den Vorwurf im Blick ihres jüngeren Ichs. „Ich muss es tun", verteidigte sie sich. „Alex' Glaubwürdigkeit ist für ihn die größte Gefahr! Aber wenn er diskreditiert ist, wenn niemand ihm mehr glaubt, dann gibt es auch keinen Grund, ihn umzubringen. Ich kann ihm damit das Leben retten!"

Jonna starrte sie weiterhin wortlos an.

„Ich weiß genau, was du denkst", fauchte Miriam. „Natürlich tue ich das Ganze nicht nur für ihn. Aber was ist so schlimm daran? Eine Win-Win-Situation ist doch nichts Verwerfliches!"

Jonnas Blick tat ihr in der Seele weh. Dennoch konnte Miriam sich nicht von der Kleinen abwenden. Sie biss sich auf die Lippen. „Du willst, dass ich den Artikel nicht veröffentliche und Alex warne, habe ich recht?" Sie schnaufte spöttisch. „Du bist so naiv! Was glaubst du, was dann wohl passiert? Er wird … irgendwo untertauchen und weiß Gott was anstellen. Das kann ich nicht riskieren!"

„Schatz, ist alles in Ordnung?"

Miriam zuckte erschrocken zusammen.

Oliver war aus dem Cockpit getreten und sah sie mit einer Mischung aus Verblüffung und Besorgnis an.

„Alles bestens." Miriam tat so, als würde sie auf der von ihm abgewandten Seite einen Stöpsel aus dem Ohr nehmen, und griff nach ihrem Handy. „Muss noch ein paar Dinge klären."

Oliver lächelte. „Wir landen in einer Viertelstunde." Er ging zur Toilette und kehrte zwei Minuten später ins Cockpit zurück. Miriam tat indessen so, als würde sie weitertelefonieren.

Kurz darauf ging die Cessna in den Sinkflug über. In einem eleganten Bogen schwenkte sie auf das Tal zu, in dem der kleine Privatflughafen lag.

„Guck mal!" Jonnas kindlich begeisterte Stimme ließ Miriam zusammenzucken. Die Kleine klebte förmlich an der Scheibe und starrte nach draußen.

Miriam folgte ihrem Blick. Sie flogen an einigen Berggipfeln vorbei, die sich wie gewaltige steinerne Wogen neben ihnen auftürmten, die Spitzen gekrönt mit eisiger Gischt. Ein im Sonnenlicht silbern funkelnder Bach toste in wilden Sprüngen über moosbewachsene Felsen in das satte Grün des Tals hinab. Wälder und Wiesen säumten die Flanken der Berge, und der Bach durchschnitt sie schäumend, bis er in einen tiefblauen See mündete. Die Farben waren strahlender, als es jede Photoshop-Manipulation hinbekommen könnte.

„Voll schön, oder? Ich finde, die Berge sind eine von Gottes coolsten Erfindungen!"

Jonnas Begeisterung war beinahe körperlich spürbar, und einen Moment lang fühlte Miriam sich federleicht und frei. Dann kam die Landebahn in Sicht, und eine aufgezeichnete Lautsprecheransage bat darum, den Sicherheitsgurt anzulegen.

Wenig später kam der Jet etwas unsanft auf dem Boden auf. Das Gewohnte schluckte mit souveräner Ignoranz den kostbaren Augenblick des Staunens und verwandelte die ungezähmte Ursprünglichkeit der Schöpfung in nach Teer und Kerosin stinkende Normalität.

Jonna sprang fröhlich die Gangway hinunter. Miriam folgte ihr, während Oliver sich um die Verladung des Gepäcks kümmerte.

„Na, alles erledigt?“, rief er ihr zu, als er die Heckklappe des Jeeps schloss.

„Was meinst du?“, fragte Miriam irritiert.

„Na, dein Telefonat.“

„Ach so ... Ja, alles geklärt.“

Galant öffnete er die Beifahrertür für sie. „Es wird wirklich Zeit, dass du mal etwas durchatmest.“

Miriam stieg in den Wagen ein. Aus den Augenwinkeln sah sie Jonna, die bereits auf dem Rücksitz saß und sich die Nase an der Fensterscheibe platt drückte.

Der kräftige Motor des Geländewagens hatte keine Schwierigkeiten mit dem steil ansteigenden Schotterweg, der zum Chalet hinaufführte.

„Boah!“, hörte Miriam Jonna rufen, als sich der Kleinen in einer Kurve ein besonders spektakulärer Ausblick bot.

Miriam starrte nachdenklich aus dem Fenster.

Sie spürte, dass Oliver ihr immer wieder Seitenblicke zuwarf.

„Es ist wirklich schön hier“, sagte sie nach einer Weile.

„Ja.“ Oliver nickte zufrieden, als wäre er höchstpersönlich für den Ausblick verantwortlich. „Und wenn du magst, können wir das künftig öfter haben.“

Er sagte das in einem derart seltsamen Tonfall, dass Miriam ihm einen fragenden Blick zuwarf.

Oliver grinste. „Ich hatte es satt, ständig mit Seematter um freie Termine zu feilschen, also habe ich ihm das Chalet abgekauft.“

Miriam dachte an Hubert Seematter, den pensionierten Banker, der selbst hier in der Gegend wohnte und an die zwei Dutzend Luxus-Chalets an seine exklusive Kundschaft vermietete. „Das war bestimmt nicht billig.“

„Nicht wirklich“, bestätigte Oliver. „Aber eine Frau wie dich kann man ja auch nicht in eine billige Absteige entführen.“

„Schleimer.“

Oliver lachte.

Wenig später stellte er den Wagen in der winzigen Parkbucht unterhalb des Chalets ab und trug das Gepäck hinauf.

„Mach es dir schon mal auf der Veranda gemütlich, ich bin gleich bei dir.“

Miriam beobachtete, wie Jonna die Treppen zum Haus hinaufhüpfte und im Inneren des Gebäudes verschwand. „Danke, das ist lieb.“

Die Stühle auf der überdachten Veranda waren gemütlich, und der Ausblick war atemberaubend. Miriam streifte die Schuhe ab, lehnte sich gegen das weiche Sitzpolster und legte die Füße auf die warme Holzbalustrade. Der harzige Duft des Waldes stieg ihr in die Nase. Ganz in der Nähe kreiste ein Raubvogel in den warmen Aufwinden und ließ seinen einsamen Schrei hören.

Miriam versuchte, das gleiche Gefühl hervorzurufen, das sie beim Blick aus dem Fenster des Jets gepackt hatte, doch es gelang ihr nicht. Offensichtlich brauchte sie Jonna, um die Dinge auf diese Weise betrachten zu können. Seufzend schloss sie die Augen.

Die Dielen knarrten leise, dann legten sich warme Hände auf ihre Schultern und begannen, sie sanft zu massieren.

„Du bist ganz schön verspannt“, raunte Oliver.

„Hm.“

„Wir müssen dringend etwas dagegen unternehmen.“ Seine Finger wanderten zu ihrem Nacken und massierten geschickt die feinen Muskelstränge bis zu ihrem Haaransatz.

Miriam seufzte wohlig.

„Was hältst du von einem schönen Glas Wein?“

„Au ja! Wir betrinken uns.“

Oliver verschwand im Haus, und augenblicklich vermisste Miriam seine Hände.

„Mist!“, hörte sie ihn drinnen rufen. „Der Wein ist alle ...“ Er kam wieder heraus. „Das passiert, wenn man selbst für den Service zuständig ist. Ich fahr rasch rüber zu Seematter und besorg uns ein paar Flaschen. Lauf nicht weg.“

„Ich rühr mich nicht vom Fleck“, erwiderte Miriam und beobachtete durch die halb geschlossenen Augenlider, wie Oliver in den Wagen stieg und davonbrauste. Er war heute außergewöhnlich charmant und aufmerksam. Vielleicht würde es ihr ja doch gelingen, die Sorgen des Alltags beiseitezuschieben und ein paar romantische Stunden mit ihm zu verbringen.

„Du musst genauer hinsehen“, erklang plötzlich eine kindliche Stimme neben ihr.

Miriam zuckte zusammen und riss die Augen auf. „Mann, Jonna, wie oft soll ich es noch sagen? Hör auf, mich zu erschrecken!“

„Du musst genauer hinsehen“, wiederholte die Kleine nur und stapfte entschlossen zurück ins Chalet.

Miriam wollte sie ignorieren und einfach auf der Veranda sitzen bleiben. Doch nach kurzer Zeit bekam sie Durst. Widerwillig folgte sie Jonna ins Haus.

Ihre nackten Fußsohlen wanderten erst über die glatt geschliffenen Dielen, dann über den kuschelig weichen Teppich in der Mitte des großen Wohnzimmers und schließlich über die kühlen Küchenfliesen. Sie goss sich ein Glas Wasser ein und trank.

Das Chalet bestand aus einem großen Wohnraum mit Küchenzeile und einem kleinen Bad im Erdgeschoss sowie einem Obergeschoss mit zwei Schlafräumen. Jonna stand an der Treppe und starrte nach oben. Sie war so gebannt, dass Miriam nicht anders konnte, als zu ihr hinüberzugehen.

„Was ist denn?“, fragte sie. „Warum starrst du dort hoch?“

„Da." Jonna streckte den Finger aus und wies auf einen kleinen Fleck an der weiß getünchten Wand.

Irritiert stieg Miriam ein paar Stufen hinauf. Etwa in Hüfthöhe befand sich ein rötlicher Fleck an der Wand. Sie betrachtete ihn genauer. Es war der Abdruck zweier Finger ... kleiner Finger. „Ist das ... Blut?"

Jonna kniff die Augen zusammen. „Nö, ich denke, das ist Marmelade. Vermutlich Kirsche. Für Erdbeere ist es etwas zu dunkel."

„Okay, Miss Holmes, und was ist daran so besonders?", fragte sie.

„Du musst –"

„Ja, schon klar", unterbrach Miriam sie und verdrehte die Augen, „ich muss genauer hinsehen."

Jonna hob den Daumen. „Du hast's kapiert."

Miriam sparte sich eine Erwiderung. Sie stieg die restlichen Stufen hinauf und betrat das gewohnte Schlafzimmer. Die Rollkoffer standen neben dem leeren Schrank. Die Betten waren gemacht, frische Blumen standen in einer Vase auf der Fensterbank. Oliver hatte sich mächtig ins Zeug gelegt.

Achselzuckend ging Miriam hinüber zum zweiten Schlafzimmer. Die Tür war geschlossen, ließ sich aber öffnen. Der Raum war leer, das Doppelbett abgezogen. Eine der Matratzen wies einen hellen Fleck auf, als habe jemand dort irgendeine Flüssigkeit verschüttet. Miriam schnaufte und wandte sich um. „Jonna, was soll das?"

Die Kleine stand nur da und sah an ihr vorbei zur Decke hinauf.

Miriam folgte ihrem Blick und entdeckte eine Klappe. Offenbar gab es dort oben noch einen Dachboden. Ganz ähnlich wie in der Laube ihrer Eltern wurde die Klappe mit einem an einem Stab befestigten Haken geöffnet. Sie suchte eine Weile und fand den Haken schließlich oben auf dem Schrank.

Knarrend ließ sich die Klappe öffnen. Miriam zog die daran befestigte Leiter herunter. Sie kam sich seltsam vor, als sie die schmalen Stufen hinaufstieg – als würde sie etwas Verbotenes tun.

Der Dachboden war zu niedrig, um aufrecht stehen zu können. Es roch nach Staub und Mottenkugeln. Mit der Taschenlampe ihres Smartphones leuchtete Miriam den Boden ab. Sie entdeckte Spuren auf dem staubigen Dielenboden. Jemand war vor Kurzem hier gewesen. In der Ecke standen drei Pappkartons und zwei bunte Kinderkoffer.

Neugierig ging Miriam hinüber. In den Kartons befanden sich hauptsächlich Geschirr und Bücher. Sie öffnete einen der Koffer. Ganz offensichtlich gehörte er einem Mädchen. Es lag ein zusammengeknülltes Kleid darin, ansonsten überwiegend Spielsachen. Miriam fand eine Barbiepuppe, Schleich-Tiere, Schminkutensilien und Plastik-Vampirzähne.

Okay, jemand hatte seine Spielsachen hier vergessen. Das erschien ihr nicht weiter ungewöhnlich. Oliver hatte das Chalet doch gerade erst gekauft.

Sie öffnete den zweiten Koffer. Auch er gehörte einem Mädchen – dem Inhalt nach zu urteilen war es etwas älter, vielleicht elf oder zwölf Jahre. Miriam schob einige Klamotten beiseite und fand einen Bluetooth-Lautsprecher, ein paar Zeitschriften und Bücher. Eines der Bücher sah alt aus. „Hanni und Nanni“ stand auf dem Umschlag. Vielleicht hatte das Mädchen es von seiner Mutter geerbt?

Miriam schlug das Buch auf. Ein Lesezeichen war eingelegt. Es war ein Foto ...

Sie sah genauer hin und erstarrte.

Falsche Fragen und Kannibalen

Zwei blonde Mädchen lächelten in die Kamera. Das jüngere von beiden trug zwei Zöpfe und offenbarte eine niedliche kleine Zahnlücke. Es hielt eine Puppe in der Hand und hatte den Arm um die schlanke Taille seiner Mutter gelegt. Das ältere Mädchen trug das Haar offen. Es war sehr hübsch. Die Ähnlichkeit mit der Mutter war unübersehbar.

Hinter dem älteren Mädchen stand ein Mann. Er hatte die linke Hand auf die Schulter des Kindes gelegt, sein rechter Arm umfasste die Schulter der blonden Frau. Letztere war etwa Mitte vierzig, schien sich wenig um die ersten grauen Strähnen in ihrem Haar zu kümmern und lachte in die Kamera. Der Mann war ungefähr zehn Jahre älter, aber gut trainiert und braun gebrannt. Er lächelte. An seinem rechten Ringfinger glänzte ein goldener Ring. Die vier wirkten sehr vertraut miteinander. Es war ein wunderschönes Familienbild.

Miriam spürte das Pochen ihres Herzschlags. Der Mann auf dem Foto war Oliver.

„Schatz?"

Ihre Hand mit dem Foto begann zu zittern.

„Schatz, wo bist du denn?"

Für einen kurzen Moment wurde Miriam schwarz vor Augen. Sie taumelte. Ihre tastende Hand fand Halt an einem Dachbalken. Wie aus weiter Ferne vernahm sie Olivers Schritte im Zimmer unter ihr. Sie atmete tief durch. Das Holz der Leiter knarrte.

„Was machst du denn auf dem Dachboden?"

Miriam fuhr herum.

Olivers kräftiger Körper ragte vor ihr auf. Seine Silhouette zeichnete sich dunkel vor dem Dachfenster ab.

Wortlos streckte Miriam ihm das Foto entgegen.

„Was –?“ Er ergriff das Bild. Seine Irritation wandelte sich in Verärgerung. „Woher hast du das?“ Sein Blick fiel auf die geöffneten Koffer. „Warum wühlst du in fremden Sachen herum?“

Miriam starrte ihn ungläubig an. „Das ... ist alles, was dir dazu einfällt?“

Schweigend sah er sie an, mit einem Blick, den Miriam nicht zu deuten wusste.

„Oliver, du hast eine Familie! Du ...“, sie stockte, „ ... bist verheiratet!“

„Nur noch auf dem Papier ... Christina und ich haben uns schon lange nichts mehr zu sagen.“

„Tatsächlich? Auf dem Foto seht ihr aber aus wie eine glückliche kleine Familie!“

„Und es kostet mich jeden Tag mehr Kraft, diesen Schein für die Kinder aufrechtzuerhalten.“ Er berührte sie sanft am Arm. „Bitte komm mit nach unten und lass uns reden.“

Sie schlug seine Hand weg. „Du hast mich von Anfang an verarscht!“

„Das habe ich nicht!“, erwiderte Oliver ernst. „Meine Gefühle dir gegenüber sind echt. Ich liebe dich.“

„Du liebst mich?“, stieß Miriam hervor. „Was für eine Liebe soll das sein? Wie viele tausend Lügen hast du mir schon aufgetischt, um dein Doppelleben aufrechtzuerhalten? Wie oft hast du mir von irgendwelchen Geschäftsreisen erzählt, obwohl du in Wahrheit bei deiner Familie warst?“ Sie war so wütend, dass sie ihn am liebsten geschlagen hätte. „Du lädst mich zu einem romantischen Wochenende in ein Haus ein, das du für deine Familie gekauft hast! Wie schizophren muss man eigentlich sein, um so etwas fertigzubringen?“

Oliver presste die Lippen zusammen, sagte aber nichts.

„Sei ehrlich! War das alles nur ein Spiel für dich?"
„Nein!" Er schüttelte den Kopf. „Es hat mich fertiggemacht."
„Ach ja? Warum hast du dann nichts gesagt?"
„Ich gebe zu, das war ein Fehler. Ich hätte früher mit dir reden müssen. Aber ich wollte dich nicht verlieren ... und ...", er sah sie eindringlich an, „ ... ich habe mir Sorgen um dich gemacht."
„Sorgen?" Miriam schnaufte. „Um mich?"
„Ja. Ich sehe doch, dass es dir nicht gut geht."
„Da hast du wohl recht!" Sie stieß ein bitteres Lachen aus.
„Ich meine nicht nur jetzt", erwiderte Oliver ernst. „Es geht dir schon länger nicht gut." Er atmete tief durch. „Du hast dich verändert, Miriam. Nicht nur mir ist das aufgefallen."
„Was zum Henker willst du damit andeuten?"
„Du warst stets beherrscht, kontrolliert und voll auf deine Ziele fokussiert – etwas, wofür ich dich immer bewundert habe. Aber in letzter Zeit verhältst du dich irgendwie ... anders. Du bist unkonzentriert und wirkst labil. Du erleidest nervliche Zusammenbrüche ... Immer wieder verlässt du deinen Arbeitsplatz, sagst niemandem, wohin du gehst. Deine engsten Kollegen und Mitarbeiter wissen nicht, was in dir vorgeht. Stattdessen suchst du Kontakt zu Leuten, die du früher nicht mit dem Hintern angeguckt hättest."
„Wovon redest du eigentlich?!", entfuhr es Miriam.
„Von einer Praktikantin und irgendeinem Nerd aus der IT."
„Woher willst du das wissen?"
„Ich sagte doch, nicht nur mir ist diese Veränderung aufgefallen."
„Du tratschst mit meinen Mitarbeitern über mich?"
„Ich tratsche nicht. Sie sind zu mir gekommen."
Miriam biss die Zähne zusammen. „Wer?"
„Das ist doch nicht wichtig ..."
„Lass mich raten: Sebastian und Lena."
„Sie machen sich Sorgen um dich!"

Miriam schnappte nach Luft. Der Geschäftsführer und ihre Assistentin redeten hinter ihrem Rücken mit Oliver!

„Wir alle machen uns Sorgen", fuhr Oliver mit sanfter Stimme fort. „Manchmal bist du innerlich komplett abwesend. Du führst merkwürdige Selbstgespräche ..." Er schüttelte den Kopf. „Nein, genau genommen redest du, als ob da noch jemand anderes im Raum wäre. Jemand, den niemand außer dir sehen kann."

Miriam spürte, wie ihre Wut einer kalten Ruhe Platz machte. „Weißt du, wen ich jetzt gerade vor mir sehe?"

Er blickte sie schweigend an.

„Einen notorischen Lügner, der seine Familie und seine Geliebte gleichzeitig betrügt und der darüber hinaus noch zu feige ist, dazu zu stehen, selbst wenn er erwischt wird, und stattdessen anderen die Schuld gibt. Geh mir aus den Augen, Oliver! Ich will dich nie wieder sehen!"

„Miriam, jetzt sei doch vernünftig!" Er griff nach ihr. Sie schlug seinen Arm beiseite, eilte zur Leiter und kletterte hinab.

„Miriam, warte!"

Sie hastete aus dem Schlafzimmer und schlug die Tür hinter sich zu. Es klirrte leise. Ihr Blick folgte dem Geräusch, und sie sah den Zimmerschlüssel auf dem Boden liegen. Ohne nachzudenken, hob sie ihn auf, steckte ihn ins Schloss und drehte ihn herum.

Noch während sie die Treppe ins Erdgeschoss hinabeilte, hörte sie Oliver gegen die Zimmertür wummern.

Wütend schnappte sie sich ihre Handtasche. Ihren Rollkoffer ließ sie, wo er war. Sie durchwühlte Olivers Sakkotaschen nach dem Autoschlüssel – vergeblich. Auch am Schlüsselbrett im Flur hing er nicht. Vermutlich hatte Oliver ihn in seine Hosentasche gesteckt, wie er es meistens tat. *Nun gut, dann eben ohne Auto.*

„Miriam, mach die Tür auf!", drang Olivers wütende Stimme zu ihr herunter.

Sie ging in die Küche, zog eines der teuren japanischen Keramikmesser aus dem Messerblock und verließ das Haus. Auf der Veranda schlüpfte sie in ihre Schuhe und folgte dem schmalen Kiesweg zum Wagen hinunter.

Die hochwertigen Offroad-Reifen hatten keine Chance. Die Keramikklinge durchdrang mühelos das Gummi und sorgte für das äußerst befriedigende Pfeifen entweichender Luft.

Wütend stapfte Miriam auf die Schotterpiste zu, die in engen Kurven ins Tal hinabführte.

Ihr brodelnder Zorn ließ erst circa dreieinhalb Kilometer weiter nach, als ihre wundgescheuerten, schmerzenden Hacken mit penetranter Hartnäckigkeit nach Aufmerksamkeit verlangten und ihr bewusst wurde, dass es klüger gewesen wäre, vor ihrem fluchtartigen Aufbruch noch schnell in ihre Sportkleidung zu schlüpfen. Aber jetzt umzukehren, war keine Option. Mit zusammengebissenen Zähnen marschierte sie weiter.

Als der dichte Wald sich an einer Stelle lichtete, bot sich ihr ein spektakulärer Ausblick auf das immer noch tief unter ihr liegende Tal und das Dorf mit seinen winzigen Spielzeughäusern. Miriam verschnaufte einen Moment. Das satte Grün der Wälder und Wiesen und das tiefe Blau des Sees schienen sie zu verspotten.

„Du bist wütend“, bemerkte eine kindliche Stimme neben ihr. „Du ärgerst dich über dich selbst.“ Jonna hatte die Hände hinter dem Rücken verschränkt und blickte ebenfalls ins Tal hinab.

„Nicht ganz, du Hobbypsychologin“, schnaubte Miriam. „Ich ärgere mich über den Mann, der mich jahrelang betrogen hat.“

Sie setzte ihren Weg fort, und Jonna lief neben ihr her. Ihre offensichtliche Unbekümmertheit reizte Miriam.

„Woher wusstest du es?“, fuhr sie die Kleine schließlich an.

Jonna blickte sie fragend an.

„Woher wusstest du, dass Oliver eine Familie hat?“

Das Mädchen runzelte die Stirn. „Alles, was ich weiß, weißt du auch."

Miriam stieß ein bitteres Lachen aus. „Wohl kaum."

„Du hast die ringförmige helle Stelle an seinem Finger bemerkt, als er von der zweiwöchigen Geschäftsreise aus Asien zurückkam. Du hast bei euren Telefonaten Kinderstimmen im Hintergrund gehört. Dir ist aufgefallen, dass er an Weihnachten nie Zeit hat und lange Geschäftsreisen immer in die Sommerferien fallen. Du hast gesehen, wie er hastig Fotos auf seinem Smartphone löschte, und Telefonate bemerkt, bei denen er plötzlich den Raum verließ. Einmal hat er beim Sex ‚Tina' geflüstert. Noch nie warst du bei ihm zu Hause. Mehr als einmal hat er sich im Hinblick auf seine angeblichen Geschäftsreisen selbst widersprochen, und manchmal konntest du den Geruch eines fremden Frauenparfüms an ihm wahrnehmen ..." Die Kleine blickte ernst zu ihr auf. „Du hast dich dafür entschieden, nicht hinzusehen. Und deshalb bist du wütend auf dich."

Miriam biss die Zähne zusammen. Was wollte sie sich vormachen? Es stimmte. Jedes einzelne Beispiel entsprach der Wahrheit.

„Also bin ich selbst schuld an meiner Misere oder was?", fuhr sie die Kleine an.

Jonna runzelte die kindliche Stirn. „Diese Frage kann ich dir nicht beantworten."

„Aha. Und warum nicht? Weil sie dir nicht passt?"

„Weil sie keinen Sinn ergibt und somit jede Antwort darauf falsch wäre."

„Interessant. Die Ausrede muss ich mir merken."

Jonna seufzte. „Wenn ich sage: ‚Ja, du bist schuld', dann wirst du das so verstehen, dass dein Leid die Strafe für das ist, was du falsch gemacht hast. Du wirst dich selbst hassen, dir gleichzeitig aber auch ungerecht behandelt vorkommen und dich deshalb ganz doll bemitleiden."

„Sehr schmeichelhaft“, kommentierte Miriam. Aber ein winziger Teil ihrer selbst musste zugeben, dass diese Aussage nicht gänzlich aus der Luft gegriffen war.

„Aber wenn ich sage: ‚Oliver ist schuld‘, oder vielleicht sogar: ‚Eigentlich liegt das alles nur an der verkorksten Erziehung durch deinen Vater‘, dann wirst du letztendlich die Verantwortung für dein Leben auf jemanden abwälzen, der nicht das Recht hat, über dich zu bestimmen. Das wird deine Wut und deinen Hass nur noch mehr anfachen, und am Ende wird es dich innerlich ausbrennen.“

„Aha“, brummte Miriam. „Ich nehme also an, die Wahrheit liegt wie üblich irgendwo dazwischen.“

„Quatsch!“ Jonna schüttelte empört den Kopf. „Das ist Kuhkacke.“

„Wie bitte?“

„Wenn die Wahrheit dazwischen läge, müsstest du dich selbst bemitleiden *und* die anderen hassen. Das ist ja fast noch schlimmer. Darum geht es doch gerade: Bei einer Frage, die keinen Sinn ergibt, ist jede Antwort falsch!“

Miriam stellte erstaunt fest, dass sie ihre wütende kleine Halluzination mit einer gewissen Faszination zu betrachten begann.

„Kannst du dich noch erinnern, als du in der sechsten Klasse bei Familie Kaminski die Fische füttern solltest?“, fragte Jonna.

Miriam zögerte kurz, dann nickte sie. Die Episode lag schon über zwanzig Jahre zurück.

„Kaminskis waren in den Urlaub gefahren, und du solltest dich um ihre Fische kümmern. Dann bekamst du wegen irgendetwas Stubenarrest von Papa aufgebrummt, und anschließend warst du so froh darüber, wieder draußen spielen zu können, dass du zwei Tage lang gar nicht mehr an die Fische dachtest. Dann fiel es dir wieder siedend heiß ein, und als du gleich darauf in der Nachbarswohnung zum Aquarium stürmtest, bemerktest du etwas Schreckliches. Du musstest zusehen, wie die niedlichen bunten Fische zu Kannibalen wurden und ihre eigenen Nachkommen auffraßen. Natürlich hast du sofort Futter ins Wasser gestreut, aber es war zu spät. Die ganze Woche über, in der die Kaminskis im Urlaub waren, hattest du ein furchtbar schlechtes Gewissen, und gleichzeitig warst du wütend auf Papa. Denn hätte er dir keinen Stubenarrest verpasst, hättest du garantiert ans Fischefüttern gedacht.

Dann kamen Kaminskis zurück, und seltsamerweise schimpften sie nicht mit dir, obwohl sie dir vor der Abreise noch voller Stolz gezeigt hatten, dass die bunten Fische Eier gelegt hatten. Schließlich trautest du dich, Herrn Kaminski das Unglück zu beichten, doch er lachte nur. Warum? Weil die Buntbarsche in seinem Aquarium Maulbrüter waren. Du hattest dich die ganze Zeit über gefragt, wer an dem Unglück schuld war – du, dein Vater oder ihr beide. Aber diese Frage ergab überhaupt keinen Sinn, denn die Fischlein waren nicht gefressen worden. Die Buntbarsche schützen ihre Nachkommen, indem sie die Kleinen in ihren Mäulern aufnehmen."

„Ich erinnere mich", sagte Miriam. „Ich war wirklich unglaublich erleichtert. Aber ich verstehe nicht, was das mit meiner jetzigen Situation zu tun haben soll."

„Ganz einfach: Die Wahrheit ändert alles", erwiderte Jonna und strahlte sie an.

„Äh ..."

„Nur wenn du die Wahrheit über Buntbarsche kennst, kannst du die richtigen Fragen stellen. Und nur wenn du die Wahrheit über dich selbst kennst, kannst du die Dinge, die dir widerfahren, richtig einordnen."

„Was uns zu der spannenden Frage führt: Was ist die Wahrheit über mich?"

„Die Wahrheit?" Jonna lächelte und ergriff Miriams Hand. „Nicht das, was dir widerfährt, macht dich aus, weder das

Unrecht noch das Leid noch das Glück. Du bist auch nicht das Resultat einer verkorksten Erziehung oder die Summe deiner Entscheidungen. Was dich im tiefsten Inneren ausmacht, ist die Art, wie Gott dich ansieht."

Miriam wollte das mit einer spöttischen Bemerkung abtun. Sie öffnete den Mund, brachte aber kein Wort heraus. Es lagen ein solch feierlicher Ernst und eine solch kindliche Begeisterung auf Jonnas kleinem Gesicht, dass es ihr förmlich die Kehle zuschnürte.

„Erinnerst du dich, wie Lilly ihre Tochter angesehen hat, als du sie kurz nach der Geburt besucht hast? Weißt du noch, wie stolz Philip war, als er die Kleine auf den Arm nahm? Und stell dir mal vor: Sein strahlender Blick war nur ein schwacher Abglanz von der Art, wie Gott dich ansieht. Er liebt dich. Er liebt dich über Raum und Zeit hinweg. Das verändert alles!"

Miriam erinnerte sich. Sie war ein Teenager gewesen, als sie die Diakonin und deren Mann nach der Geburt ihres Kindes zu Hause besucht hatte. Es war ein verwirrendes Konglomerat an Empfindungen gewesen, das sie damals verspürt hatte. Freude, Sehnsucht, Neid und Bitterkeit hatten sie erfasst. Und am Ende, so hatte sie immer angenommen, siegte die Bitterkeit. Aber vielleicht war es doch nicht so gewesen. Zumindest war auch die Sehnsucht mit dieser Erinnerung verknüpft geblieben, wie ihr nun bewusst wurde.

„Verstehst du?" Jonna schaute zu ihr auf.

Miriam fiel es schwer, dem Blick ihres jüngeren Ichs standzuhalten. Warum, das wusste sie nicht. „Vielleicht", antwortete sie nach kurzem Zögern.

Jonna lächelte, dann verblasste sie im hellen Sonnenlicht, das sie überflutete, als sie auf eine Lichtung traten.

Miriam blieb stehen und starrte auf den hellen Sonnenfleck, der, umrankt von den Schatten wogender Äste, aussah, als würde er atmen.

Jonna war fort.

Plötzlich verspürte Miriam Hunger und Durst und erneut den stechenden Schmerz ihrer wundgescheuerten Fersen. Seufzend hob sie den Blick. Das Dorf, das ihr vorhin noch so fern wie der Horizont erschienen war, lag nun nur noch ein paar Hundert Meter von ihr entfernt.

„Dann mal los", murmelte sie und humpelte weiter.

Probierhäschen

Das Erreichen des Zielbahnhofs schien für die Regionalbahn Richtung Basel nicht unbedingt Priorität zu haben. Nach Miriams Einschätzung hätte selbst eine Entenmutter mit fünf Küken im Schlepptau problemlos an dem dahinschleichenden Zug vorbeiwatscheln können.

Nur knapp erwischte sie den letzten Flug von Basel nach Berlin. Nachdem Miriam ihren knurrenden Magen mit pappigen Sandwiches zum Schweigen gebracht und anderthalb Liter lauwarmes Mineralwasser in sich hineingeschüttet hatte, wurde sie von der Müdigkeit übermannt.

Mit mattem Blick starrte sie aus dem Fenster und auf die verschiedenen Schattierungen von Grau, die der mittlerweile wieder dicht bewölkte Himmel ihr präsentierte.

Auf die dumpfe Leere, die sich in ihr breitgemacht hatte, folgte nun der Schmerz. Alles tat ihr weh, ihre Muskeln brannten, ihre Füße waren wund ... und ihre Seele auch.

Oliver hatte sie getäuscht, von Anfang an. Wie groß dieser Verrat war, konnte sie kaum in Worte fassen. Und dass diese Enttäuschung mit dem stechenden Schmerz des Selbstbetrugs einherging, machte es ihr nicht gerade leichter. Jonna hatte recht! Sie hätte genauer hinsehen sollen, ja müssen. Aber sie hatte es nicht gewollt.

Es ärgerte Miriam immens, dass dieser Zwerg von einer Halluzination sie so mühelos durchschaute. Verwunderlich war das allerdings nicht, schließlich war Jonna in gewisser Weise ein Teil von ihr.

Sie senkte den Blick und starrte auf ihre Hände. Sie sahen übel aus. Der Nagellack am rechten Ringfinger war stellenweise abgeplatzt, und die Haut zwischen Daumen und Zeigefinger war rau und faltig.

Sie schnaufte. *Der Lack ist ab.* Das traf wohl in mehr als einer Hinsicht zu. Aber wenn Jonna in Bezug auf ihren Selbstbetrug recht hatte, galt das vielleicht auch für die übrigen Dinge, die sie gesagt hatte?

Was dich im tiefsten Inneren ausmacht, ist die Art, wie Gott dich ansieht. Er liebt dich über Raum und Zeit hinweg. Das ist es, was alles, wirklich alles verändert!

Das hörte sich gut an. Aber irgendwie fühlte Miriam es nicht – ganz im Gegenteil. Statt Trost und Ermutigung spürte sie eine vertraute Beklemmung. Selbst ein so positives Wort wie „Liebe" bekam einen unangenehmen Beigeschmack, sobald Gott ins Spiel kam.

Irgendwann jenseits der Alpen musste sie eingenickt sein, und als Miriam hochschreckte, leuchtete bereits das Symbol der Sicherheitsgurte energisch vor ihr auf. Sie befanden sich im Landeanflug.

Berlin empfing sie mit Nieselregen – die perfekte Kulisse für ihre gegenwärtige Stimmungslage.

Der Taxifahrer war ein schweigsamer Araber. Er stellte keine nervigen Fragen, machte keine zweifelhaften Komplimente und fühlte sich auch nicht bemüßigt, sie mit irgendwelchen Geschichten bei Laune zu halten. Miriam gab ihm ein großzügiges Trinkgeld.

Als sie die Haustür aufschloss, bemerkte sie den Wagen der Pflegeengel GmbH, der gerade aus einer Parklücke schoss und davonbrauste. Wie immer schien die Pflegekraft unter Zeitdruck zu stehen.

Trotz ihrer Müdigkeit beschloss Miriam, kurz bei Gerda vorbeizuschauen.

Als sie die Stufen emporstieg, hatte sie das Gefühl, ihre Oberschenkel würden jeden Moment in Flammen aufgehen. In den nächsten Tagen würde sie garantiert einen furchtbaren Muskelkater bekommen.

Sie klopfte an Gerdas Wohnungstür und lauschte. Nichts.

Sie klopfte energischer.

„Besetzt", kam es genervt von drinnen.

Miriam musste schmunzeln. „Gerda, mach die Tür auf!"

„Kindchen, bist du das?", erklang es nach kurzem Zögern.

„Ja. Ich bin's, Miriam."

Sie erwartete, näher kommende Schritte zu vernehmen, stattdessen fragte Gerda: „Was gibt es denn?"

„Nichts. Ich wollte nur mal schauen, wie es dir geht. Alles okay bei dir?"

„Mir geht's gut, bin nur ein bisschen schlapp."

„Alles klar. Ich will dich nicht stören. Wir sehen uns dann morgen."

„Gute Nacht, Kindchen."

„Gute Nacht."

Miriam warf einen Blick auf die Uhr. Es war 22 Uhr 36. Spontan beschloss sie, früh ins Bett zu gehen.

Als sie am nächsten Morgen erwachte, musste sie feststellen, dass ihre Befürchtung wahr geworden war: Sie hatte den schlimmsten Muskelkater ihres Lebens und fühlte sich wie eine Fünfundneunzigjährige, als sie ins Badezimmer humpelte. Doch das warme Wasser half ein wenig gegen die Schmerzen. Nach dem Duschen fühlte sie sich nur noch wie neunundachtzig.

Als sie während des Frühstücks ihr Handy checkte, fand sie sechzehn ungelesene Nachrichten vor. Elf waren von Oliver, vier von Lena und eine von Sebastian. Sie beschloss, sie alle zu ignorieren. Dienstliches konnte sie auch morgen lesen. Immerhin hatte sie heute noch Urlaub.

Dann stellte sie fest, dass eine E-Mail an Jonna10_88@gmx.de eingegangen war. Sie konnte nur von einer Person sein.

Hallo Miriam,

ich hoffe, es geht dir gut. Magst du vielleicht auf einen frischen Löwenzahnsalat vorbeikommen? Ich habe etwas Interessantes herausgefunden.

LG
Alex

Neue Informationen von ihm konnten nur schwerlich etwas Gutes verheißen. Sie musste mehr in Erfahrung bringen und dabei unbedingt vermeiden, dass er misstrauisch wurde.

Wer könnte dazu schon Nein sagen? Bin gegen 10 Uhr da und bringe noch etwas zum Salat mit.

LG
Miriam

Sie besorgte Brötchen, Lachs, verschiedene Käsesorten, einige Schälchen dieser köstlichen Antipasti von Lorenzos und eine Packung Magnesiumtabletten gegen ihren Muskelkater.

Alex lag in einem rostigen Liegestuhl unter dem Apfelbaum und beobachtete interessiert, wie Miriam auf ihn zuhumpelte.

„Hi, Miriam, du –“

„Sag nichts!“, knurrte Miriam.

„Was –“

„Und frag auch nichts!“, ergänzte sie.

Er hob die Hände. „Okay. Ich erkenne einen Fettnapf, wenn ich direkt vor ihm stehe. Soll ich dir etwas abnehmen?“

„Geht schon."

„Jetzt sei doch nicht so und gib mir etwas zu tun. Ich habe schon den ganzen Morgen lang nur faul herumgesessen."

Miriam ließ sich die Einkaufstüten abnehmen. Alex linste hinein. „Sieht lecker aus! Setz dich auf die Terrasse. Ich bereite alles vor."

Miriam unterdrückte ein Stöhnen, als sie sich auf einen der Terrassenstühle setzte. Sie zog die Schuhe aus und legte die Füße auf die Kiste mit den Sitzpolstern.

Kurz darauf kam Alex wieder herausgeeilt und stellte ein Glas vor ihr ab. „Frisch gezapftes Leitungswasser!", erklärte er.

„Lecker."

Alex grinste und verschwand wieder in der Laube.

Miriam spürte, wie sich ihre Laune hob. Eine gemeinsame Basis mit ihren Gesprächspartnern zu finden, war das A und O in ihrem Job. Bei Alex fiel ihr das überraschend leicht.

Zehn Minuten später war der Tisch gedeckt.

Miriam hob die Brauen, als sie neben ihrem Teller ein Schüsselchen entdeckte, in dem sich grüne Blätter befanden. „Du hast tatsächlich Löwenzahnsalat gemacht?"

„Glaubst du etwa, ich locke dich mit falschen Versprechungen her?"

„Tja, ich könnte nicht von mir behaupten, so eine Erfahrung noch nie gemacht zu haben", erwiderte Miriam.

Alex warf ihr einen interessierten Blick zu, sagte aber nichts.

„In der Tüte müsste noch eine Rolle mit Magnesiumtabletten gewesen sein", wechselte Miriam das Thema.

Er reichte ihr die Tabletten. „Dir ist schon klar, dass es keine wissenschaftlichen Beweise für die Wirksamkeit von Magnesium bei Muskelkater gibt?", kommentierte er.

„Nun gönn mir doch wenigstens den Placeboeffekt", brummte Miriam und ließ eine der weißen Brausetabletten in ihr Wasserglas plumpsen.

„Andererseits gibt es auch keine fundierten Beweise dagegen", ergänzte Alex, ohne eine Miene zu verziehen.

Miriam stellte fest, dass der Journalist ein gewisses Talent dafür hatte, sie zum Lächeln zu bringen. Sie belegte sich ein Brötchen mit Lachs und häufte Antipasti auf ihren Teller. „Du musst unbedingt die Auberginen probieren. Die sind der Hammer!"

„Überredet." Alex kostete und nickte anerkennend. „Fast so gut wie mein Löwenzahnsalat."

Miriam linste skeptisch in die Schüssel mit den grünen Blättern und lächelte gequält. „Du willst sicher, dass ich davon koste, stimmt's?"

„Da regt mich ja allein schon die Frage auf!", erwiderte Alex. „Du bist doch extra deswegen hergekommen, oder etwa nicht?"

„Schon gut." Behutsam pikste Miriam eines der grünen Blätter auf und begutachtete es argwöhnisch. „Dieses schmierige Zeugs da, ist das normal?"

„Zeugs?", empörte sich Alex. „Das ist das Sekret der Cepaea nemoralis. Ist gut für die Haut und wirkt antibakteriell."

Miriam schüttelte sich. „Du hast mir gerade nicht allen Ernstes Schneckenschleim zum Mittagessen angepriesen?"

„Nur ein Scherz. Das ist mein Dressing!"

„Aha ..."

„Hey, jetzt entspann dich mal. Es ist alles in Ordnung. Das Öl ist immerhin erst seit Kurzem abgelaufen."

„Na dann." Miriam kniff die Augen zusammen und steckte sich das Löwenzahnblatt in den Mund. Sie kaute hastig und schluckte es hinunter. Als sie die Augen wieder öffnete, begutachtete Alex sie aufmerksam und leicht besorgt, wie es schien. „Und?", fragte er.

„Eigentlich ganz okay. Nur ein bisschen bitter."

„Keine Übelkeit, keine Magenschmerzen?"

„Nein. Wieso fragst du?", erwiderte Miriam misstrauisch.

„Ach, nur so." Er winkte ab. „Dann kann ich ja auch mal probieren." Er schob sich vorsichtig ein Löwenzahnblatt in den Mund.

„Was?", entfuhr es Miriam. „Bin ich etwa dein Versuchskaninchen?" Sie knuffte ihm gegen die gesunde Schulter.

„‚Versuchskaninchen' finde ich zu hart. Ich würde eher ‚Probierhäschen' sagen."

Miriam schüttelte entrüstet den Kopf.

Alex grinste.

Ihr Handy summte. Die zwölfte Nachricht von Oliver war eingetroffen. Das Herumalbern mit Alex hatte tatsächlich dazu geführt, dass sie für zwei Minuten einmal nicht an ihr verkorkstes Leben gedacht hatte. Doch nun holte sie die Realität ein. „Du hast also etwas herausgefunden?", fragte sie.

Alex' Grinsen erlosch. Er nickte ernst. „Ja. Es gibt einen Grund, warum der FC Bayern München in der Bundesliga so erfolgreich ist."

„Wenn es etwas gibt, was mich überhaupt nicht interessiert, dann ist es Fußball."

„Lass mich bitte zu Ende erzählen. Es geht um die Analogie. Hin und wieder haben die anderen Vereine ein herausragendes Talent unter Vertrag. Ein Talent, das in der Lage ist, dem FC Bayern richtig wehzutun, zum Beispiel einen Stürmer wie Robert Lewandowski. Er spielte von 2010 bis 2014 für Borussia Dortmund und sorgte mit drei Toren dafür, dass der FC Bayern im DFB-Pokalfinale 2012 eine peinliche Zwei-zu-fünf-Niederlage gegen den Erzrivalen einstecken musste. Ab 2014 spielte Lewandowski für Bayern. Denn die effektivste Art, einen gegnerischen Spieler auszuschalten, ist, ihn zum Mitspieler zu machen. Ähnlich war es bei Mario Götze, Mats Hummels und Manuel Neuer. Geld und die Aussicht auf Erfolg sind diesbezüglich sehr überzeugende Argumente."

„Okay, und was hat das mit deinen Neuigkeiten zu tun?"

„Sagt dir der Name SWX Corporation etwas?"

„Noch nie gehört."

„Kein Wunder. Niemand weiß, womit genau die ihr Geld verdienen. Im Grunde tauchen SWX ausschließlich als Investoren auf ..." Er zögerte. „Und dir hat wirklich noch nie jemand von ihnen erzählt?"

Miriam verdrehte die Augen. „Nein. Warum sollte man auch?"

„Weil sie sich in intensiven Verhandlungen mit eurem Vorstand befinden. Sie sind kurz davor, 51 Prozent der Agentur zu übernehmen."

„Oh ..."

„SWX ist übrigens eine Tochter der indischen Sharma Company."

„Aha ..."

„Und die gehört zu 51 Prozent der Hoehnbeck AG."

Miriams Augen weiteten sich. „Willst du damit sagen, dass Hoehnbeck uns aufkauft?"

„Sie stehen zumindest kurz davor."

„Woher weißt du das alles?"

Alex lächelte. „Ich wäre ein schlechter Journalist, wenn ich dir meine Quellen verraten würde."

Miriam senkte nachdenklich den Blick. „Aber warum sollte Hoehnbeck uns übernehmen wollen? Wir sind keine Konkurrenten. Und eine klare vertragliche Vereinbarung –"

„Verträge sind nicht genug", unterbrach sie Alex. „Das weiß Hoehnbeck sehr genau, schließlich haben sie oft genug selbst Verträge gebrochen oder ... uminterpretiert." Er sah Miriam ernst an. „Sie trauen euch nicht, und sie haben Angst. Das macht sie sehr gefährlich!"

Miriam schwieg.

„Und wenn diese Leute herausfinden, dass du mich versteckt hältst –"

„Das werden sie nicht herausfinden."

„Unterschätz sie nicht!"

Miriam wollte etwas erwidern, doch ihr Handy klingelte. Sie griff danach, um den Ton abzustellen, hielt aber inne, als sie sah, dass der Anruf von Gerda kam. Das war ungewöhnlich.

„Geh ruhig ran“, forderte Alex sie auf.

Miriam nickte und nahm den Anruf entgegen.

„Gerda, was –“

„Sind Sie Frau Eckert?“, unterbrach sie eine Frauenstimme.

„Äh, ja ... und wer sind Sie?“

„Breitenbach, Universitätsklinikum Benjamin Franklin. Sie sind die Nachbarin von Frau Gerda Kühnemann?“

„Ja. Was ist passiert?“

„Ihre Nachbarin ist schwer gestürzt.“

„O mein Gott!“

„Frau Kühnemann hat Sie als Notfallkontakt angegeben. Es wäre schön, wenn Sie herkommen könnten. Es geht ihr nicht gut.“

„Ich ...“ Miriam blickte zu Alex, der den Ernst der Lage zu ahnen schien und ihr ermutigend zunickte. „Wo genau finde ich sie?“

„Eingang Nord, im Flachbau, Haus fünf.“

„Danke.“

Die Frau legte auf.

„Was ist?“

„Meine Nachbarin ... Sie ist gestürzt ...“

„Fahr zu ihr. Wir reden später!“

„Okay.“ Miriam stand auf und schlüpfte hastig in ihre Schuhe. Ihr Herz klopfte.

Irgendjemand schien großes Interesse daran zu haben, ihr all die Menschen zu entreißen, die ihr etwas bedeuteten.

Die Jesus-Brille

Miriam brauchte nicht nach Gerdas Zimmer zu fragen. Die energische Stimme der alten Dame hallte ihr bereits entgegen, als sie die Station betrat.

„Ich habe Nein gesagt!"

Nun ja, so schlecht konnte es ihrer Nachbarin nicht gehen, wenn sie noch in der Lage war, sich in dieser Lautstärke zu äußern.

Offenbar erwiderte jemand etwas, denn gleich darauf dröhnte es: „Der Knabe kann herumvisitieren, wo er will. Aber nicht bei mir!"

Miriam folgte den Geräuschen und steuerte das letzte Zimmer im Gang an. Eine übermüdete Krankenpflegerin huschte an ihr vorbei, als sie den Raum betreten wollte.

„Und schließen Sie die Tür hinter sich!", rief Gerda der Frau hinterher.

Die Pflegerin, in deren braunen Locken sich die ersten grauen Strähnen zeigten, seufzte.

„Ich bin die Nachbarin von Frau Kühnemann", sagte Miriam. „Ich wurde angerufen. Darf ich sie besuchen?"

Die Krankenpflegerin zuckte die Achseln. „Wenn sie es zulässt."

Miriam klopfte an die halb geöffnete Tür. „Gerda?"

In einem der beiden Krankenhausbetten lag eine zerbrechlich wirkende Gestalt. Sie ergriff den Bettgalgen und versuchte vergeblich, sich ein Stück weit aufzurichten. „Kindchen, bist du das?", fragte sie.

Miriams Handy verkündete das Eintreffen einer Nachricht. Kurzerhand stellte sie den Ton aus, schloss die Tür hinter sich und ging zu Gerdas Bett.

Sie hatte sich geirrt. Der alten Dame ging es weit schlechter, als ihr lautstarker Auftritt vor wenigen Sekunden hatte vermuten lassen. Gerdas Gesicht war aschfahl, und die Augen glänzten fiebrig. Der angespannte Gesichtsausdruck kündete von starken Schmerzen.

„Die Haushälterin hat Besuch angekündigt", raunte Gerda ihr zu. „Einen Mann!" Sie verdrehte die Augen. „Meine Güte, ich kann doch jetzt keinen Herrenbesuch empfangen. Ich bin doch noch im Nachthemde!"

Miriam zog einen Stuhl heran und setzte sich neben das Bett. „Das ist schon okay. Der Mann ist ja Arzt."

Doch Gerda hörte ihr nicht zu, sondern ließ den Blick unruhig durch den Raum wandern. „Warum steht das Bett dort drüben?" Mit einem Nicken deutete sie auf das zweite, noch unbelegte Bett. „Und wo ist Karl?"

Miriam seufzte innerlich. Karl war Gerdas Mann. Er war vor über zwanzig Jahren gestorben. Behutsam nahm sie die faltige Hand ihrer Nachbarin in die ihre. „Du bist im Krankenhaus, Gerda."

Für einen Moment wirkte die alte Dame verloren. Dann brummte sie: „Weiß ich doch, Kindchen. Wie geht es dir?"

Miriam schnaubte. „Wie es mir geht, ist doch wohl zweitrangig. Wie geht es *dir?* Was ist passiert?"

„Passiert ...?"

„Warum bist du im Krankenhaus?"

„Ach so." Gerda winkte ab. „Das war der blöde Hocker."

„Der Hocker?"

„Ja, der stand da, wo er sonst nie steht. Also sind wir auf dem Weg ins Bad kollidiert und haben uns abrupt in die Waagerechte begeben. Den Hocker hat das nicht weiter gestört, aber für meine morschen Knochen war das wohl ein bisschen zu viel. Mein Collum femoris ist zersplittert wie Tante Trudis Porzellantasse."

„Dein was?"

Gerda zog Miriam näher zu sich. „Oberschenkelhals. Die wissen nicht, dass ich Latein kann", raunte sie. „Ich hab alles verstanden." Ein spitzbübisches Funkeln trat in ihre Augen. Es bildete einen grotesken Kontrast zu ihrem aschfahlen Gesicht, den kraftlosen Armen mit der papierdünnen Haut und dem Gebiss, das schief in ihrem Mund saß.

Miriam traten Tränen in die Augen.

„Meine Knochen sind dünn wie Zahnstocher", erklärte Gerda weiter. „Alles vom Krebs zerfressen. Der Mistkerl fühlt sich offenbar so wohl bei mir, dass er sich auch noch in Lunge und Hirn niedergelassen hat. Sieht ganz so aus, als wolle der liebe Gott nicht länger warten und mich unbedingt bei sich haben."

„Ach Gerda, sag doch so was nicht!"

„Warum denn nicht?", erwiderte die alte Dame und schien ernsthaft verwundert zu sein. „Ich finde es schön, dass es so ist."

„Gerda, du darfst dich jetzt nicht aufgeben!" Miriam spürte, dass ihre Nase lief. Sie schniefte. „Der Himmel kann noch ein wenig warten, meinst du nicht?"

Ihre alte Nachbarin lächelte. Ihr Blick wirkte mit einem Mal ganz wach und klar. „Kindchen, ich glaube, du hast nicht die leiseste Ahnung davon, was der Himmel ist."

„O doch!", widersprach Miriam. „Ich weiß alles über das Jüngste Gericht, in dem die Spreu vom Weizen getrennt wird, über das Himmlische Jerusalem und über die Heiligen, die Gott in alle Ewigkeit loben werden."

Ein Lächeln legte sich auf Gerdas faltige Lippen. „Ich sagte doch, du hast nicht die leiseste Ahnung."

Miriam atmete tief durch. „Ich will nicht, dass du stirbst, Gerda."

„Ach Kindchen ..." Die alte Dame tätschelte Miriams Hand. Leicht wie Pergament war die Berührung der knochigen Finger. „Mach dir keine Sorgen. Der alte Sensenmann hat nicht das letzte Wort. Dafür hat der liebe Gott gesorgt."

„Der liebe Gott kann mir den Buckel runterrutschen, wenn er dich mir wegnimmt!", schnaufte Miriam.

Gerdas Blick flackerte. „Ich bin so müde ... Sagst du Karl, dass ich schon schlafen gegangen bin?" Langsam senkten sich ihre Lider.

Miriam lief ein Schauer über den Rücken. Sie ertastete den Puls ihrer Nachbarin. Er war schwach, aber spürbar. Der Brustkorb unter der weißen Bettdecke hob und senkte sich langsam. Gerda war eingeschlafen.

Miriam starrte auf das erschlaffte Gesicht. Sie blinzelte eine Träne fort und stand auf. Langsam ging sie zum Fenster hinüber und sah hinaus, doch sie nahm weder die Bäume noch den blauen Himmel wahr.

„Du magst sie sehr, stimmt's?", erklang eine kindliche Stimme hinter ihr.

Miriam wandte sich um. Jonna saß auf der Kante des freien Bettes und ließ die Füße baumeln.

„War ja klar, dass du hier auftauchen würdest."

„Und weißt du auch, warum du sie magst?"

„Sie ist eine nette alte Dame, um die ich mich kümmere", erwiderte Miriam.

„Du magst sie, weil du bei ihr wie eine Tochter sein kannst", beantwortete Jonna ihre eigene Frage. „Sie hat dich beschützt und nimmt dich so an, wie du bist. Wenn du bei ihr bist, kannst du einfach du selbst sein. Das bist du nicht gewohnt."

„Ich glaube, du legst da ein bisschen viel hinein", erwiderte Miriam. „Ich brauche keine Ersatzeltern. Außerdem gefällt mir nicht, dass sie inzwischen ständig vom lieben Gott redet. Ich habe sie eigentlich nicht für fromm gehalten."

Jonna kicherte. „Gerda hat recht: Du hast echt keine Ahnung."

„Ach nein? Ich glaube, das Gegenteil ist der Fall. Ich habe in den ersten achtzehn Jahren meines Lebens genug Geschwafel über diesen ach so lieben Gott gehört, der in Wahrheit nichts weiter als ein moralinsaurer Tyrann ist, der jeden Funken Freiheit erstickt und mich in ein jahrtausendealtes, verstaubtes Korsett zwingen will. Mein Leben ist vielleicht nicht optimal, aber ich bin froh, dass es Gott-los ist! Und deshalb ertrage ich es einfach nicht, wenn sich dieses abstruse Lügengebilde wieder bei mir einschleichen will."

„Du hältst Gott für eine Lüge?"

„Nein." Miriam schüttelte den Kopf. „Ich *weiß*, dass er eine Lüge ist!"

Jonna verzog den Mund zu einem grimmigen Lächeln. „So geht das nicht weiter, Miri. Du musst sie endlich abnehmen!"

„Abnehmen? Wovon zum Henker sprichst du?"

„Von der Franz-Eckert-Brille."

Miriam zuckte innerlich zusammen, als sie den Namen ihres Vaters hörte. „Ich habe keine Ahnung, was du damit meinst!"

„Immer wenn du das Wort ‚Gott' hörst, setzt du sofort Vaters Brille auf. Du hast seine Sicht der Dinge im Kopf, sein Verhalten vor Augen, seine Worte im Ohr. Du siehst Gott durch seine Augen, und das verursacht eine schreckliche Beklemmung in dir. Es schnürt dir die Luft zum Atmen ab. Es ist, als würde sich ein Mantel aus Blei um dich legen, als würde alles Leben die Farbe verlieren und als würden all die grausigen Gespenster, vor denen du dich nachts unter der Decke versteckt hast, als du klein warst, aus dem Schatten hervorkriechen. Vaters Sichtweise hat sich tief in deine Seele eingebrannt. Und deshalb lehnst du Gott ab. Obwohl das eine mit dem anderen nichts zu tun hat. Das ist so, als würdest du ...", sie suchte nach den richtigen Worten, „... als würdest du behaupten, dass die Wahrheit nicht existieren kann, nur weil es Menschen auf dieser Welt gibt, die lügen. Aber das ist totaler Quatsch! Denn dann wäre ja auch jeder falsche Wetterbericht ein Beweis dafür, dass es das Wetter nicht geben kann. Miri, du musst endlich diese blöde Brille abnehmen!"

Miriam schwieg. Der Impuls, Jonna zu widersprechen, war stark, aber eine leise Stimme in ihr ließ sie innehalten.

Hatte die Kleine möglicherweise recht? War Miriam innerlich immer noch das trotzige Kind, das blind gegen den Vater opponierte, ohne ihn jemals in tiefster Konsequenz infrage gestellt zu haben? „Vielleicht ...", murmelte sie nach kurzem Zögern, „... hast du nicht gänzlich unrecht."

Jonna grinste. „Ich wusste doch, dass du eigentlich schon immer wusstest, was ich weiß."

„Aber", fügte Miriam rasch hinzu, „denk jetzt bloß nicht, dass du gewonnen hast. Ich glaube trotzdem nicht an Gott."

Die Kleine rutschte vom Bett hinunter und begann, aufgeregt im Zimmer auf und ab zu gehen. „Es ist gar nicht so leicht, eine Brille abzunehmen, die man fast ein halbes Jahrhundert getragen hat, stimmt's?"

„Übertreib mal nicht so schamlos, ich bin erst Mitte dreißig!"

„Etwas *nicht* zu tun, ist voll schwierig", erklärte Jonna, ohne sich von Miriams Empörung aus der Ruhe bringen zu lassen. „Du kannst zum Beispiel nicht einfach nicht denken! Wenn dir jemand sagt: ‚Jetzt denk mal eine Minute lang an gar nichts', wird das nicht klappen – zumindest nicht bei uns Mädchen. Bei Jungs soll das ja anders sein. Aber uns schwirren dann gleich tausend Gedanken im Kopf herum."

Miriam widersprach Jonna nicht und beobachtete stattdessen interessiert, wie ihre Halluzination weiter zwischen Bett und Fenster hin und her wanderte.

„Wenn ich an etwas Bestimmtes nicht denken will, muss ich also an etwas anderes denken. Und wenn du nicht durch Vaters Brille schauen willst, musst du durch eine andere Brille gucken. Und da gibt es nur eine Einzige, die infrage kommt."

„Nämlich?"

„Die Brille von Jesus."

Miriam runzelte die Stirn.

„Weißt du, wie Jesus Gott nennt? Er nennt ihn nicht Weltenrichter, nicht Herr der Heerscharen oder Schöpfer der Welt. Er sagt *Papa* zu ihm!"

Miriam runzelte die Stirn.

„Du hast das vielleicht vergessen, aber so ist es! Jesus nennt Gott ‚Abba', und das bedeutet in seiner aramäischen Muttersprache ‚Papa'."

„Angenommen, du hättest recht: Wie soll das funktionieren? Ich bin nicht Jesus."

„Abba ist der, der dich seit jeher gewollt hat – derjenige, der dich bereits geliebt hat, als du noch nicht mehr warst als ein wabbeliger Zellklumpen im Bauch deiner Mutter. Seine Liebe zu dir ist unerschütterlich, denn du bist seine Tochter! Niemals ist er dir fern. Er wünscht sich, dass du wächst, dass du selbstständig denkst und Entscheidungen triffst, dass du dein volles Potenzial entfaltest. Denn all das hat er in dich hineingelegt. Er freut sich, wenn du dich freust. Er lässt dich ziehen, wenn du es willst, aber er wendet sich niemals von dir ab.

Er ist das Zuhause, an das du dich immer noch erinnerst – selbst wenn du dir einredest, dass es nicht real ist. Aber in den besonderen Momenten, wenn du das Gefühl hast, für einen winzigen Moment einen Blick hinter den Vorhang zu werfen, dann wird das Heimweh in dir wach. Wenn du auf das weite Meer hinausschaust und das Gefühl hast, in der aufgehenden Sonne einen kurzen Blick auf die Geburt des Lichts am Anfang der Zeit zu erhaschen; wenn eine Melodie tief in deine Seele dringt und dein Innerstes zum Schwingen bringt; wenn eine Geschichte dein Herz berührt und eine unstillbare Sehnsucht in dir weckt, dann dringt ein winziges Licht durch den Türspalt von Abbas Haus zu dir hindurch.

Wenn der Wunsch in dir wächst, das Richtige zu tun, einfach weil es richtig ist; wenn du einem Menschen offen, freundlich und vorbehaltlos begegnen möchtest, weil er schlicht dein Mitmensch ist; wenn du jemandem hilfst, einfach nur so, dann ist es Abbas unsichtbare Hand, nach der du greifst.

Wenn du erkennst, dass diese Welt nicht so ist, wie sie sein sollte; wenn sich die Finsternis ballt und auch das letzte Fünkchen Menschlichkeit zu verschlingen droht; wenn du in einem erschreckenden Moment der Klarheit bemerkst, dass diese Finsternis auch in dir selbst lauert, dann ist es Abbas leise Stimme, die dir zuflüstert: ‚*Es ist okay, dass du Angst hast, aber lass dich nicht von ihr überwinden, denn das, was dir Angst macht, habe ich längst überwunden.*‘ Wenn der Schmerz kommt und dir die Dunkelheit am Ende des Weges undurchdringlich erscheint, dann kannst du, wenn du ruhig wirst, Abba flüstern hören, während er neben dir hergeht: ‚*Es ist nicht das Ende. Es ist nur eine Tür. Du bist nicht allein. Wir gehen zusammen dort hindurch. Ich bringe dich sicher nach Hause.*‘“

Miriam wusste nicht, wie lange sie so dastand und aus dem Fenster starrte. „Papa“, flüsterte sie schließlich. Es fühlte sich seltsam an, dieses Wort auszusprechen. Es musste Jahrzehnte her sein, seit ihre Lippen es zum letzten Mal geformt hatten. Ihre Eltern hatte sie schon als Grundschülerin Vater und Mutter genannt.

Ein Vibrieren an ihrer Hüfte riss sie aus ihren Gedanken. Sie fuhr auf und sah sich um. Jonna war verschwunden. Gerda schlief und schnarchte leise vor sich hin.

Miriam fischte das Handy aus ihrer Handtasche. Sie las eine Nachricht von Sebastian.

RUF MICH AN!

Offenbar hatte er zuvor achtmal versucht, sie telefonisch zu erreichen. Seltsam, dass sie den Vibrationsalarm nicht wahrgenommen hatte.

„Mach's gut, Gerda", sagte sie zu der schlafenden Gestalt. „Ich komme heute Abend wieder."

Noch bevor sie hinaus ins Freie trat, wählte sie Sebastians Nummer. *Die Realität hat mich wieder,* schoss es ihr durch den Kopf.

Ein Teil von ihr war erleichtert darüber. Doch ein anderer Teil vermittelte ihr das Gefühl, etwas Wichtiges verloren zu haben.

Das, was alles verändert

Wo warst du denn die ganze Zeit?!", schrie Sebastian zur Begrüßung ins Telefon. Eine solche Unbeherrschtheit war untypisch für ihn.

„Ich war im Krankenhaus ..."

„Bist du verletzt?"

„Nein, es war nicht wegen mir. Ich –"

„Gut!", unterbrach er sie. „Wie schnell kannst du hier sein?"

„Sebastian, was –?"

„In einer halben Stunde?" Seine Stimme klang barsch, aber Miriam spürte, dass es ihm nicht um Macht oder Dominanz ging. Es war die Angst, die ihm im Nacken saß.

Sie schluckte. „Gib mir eine Dreiviertelstunde."

„Gut."

„Und, Sebastian –" Sie verstummte.

Er hatte aufgelegt.

Miriams Herz pochte. Sie hastete zu ihrem Wagen und fuhr los.

Mit halsbrecherischer Geschwindigkeit jagte sie den Hindenburgdamm hinunter, hupte einen übergewichtigen Radfahrer an, der im Tempo einer altersschwachen Galapagos-Riesenschildkröte mitten auf der Fahrbahn radelte, überholte ihn in einem gewagten Manöver und bog schließlich mit quietschenden Reifen Richtung Stadtautobahn ab. Noch auf der Auffahrt wurde sie von einem weißen Van ausgebremst, der abrupt nach links ausscherte. Sie hupte empört und überholte ihn rechts, während sie dem Fahrer wüste Beschimpfungen zurief. Der vollbärtige Mann zeigte ihr den rechten Mittelfinger.

„Was genau ist eigentlich dein Plan?", meldete sich auf einmal Jonnas Stimme neben ihr.

Miriam stieß einen erschrockenen Schrei aus und touchierte beinahe die Leitplanke. „Verflixt! Willst du etwa, dass wir draufgehen?"

„Wieso ich?", erwiderte Jonna ungerührt. „*Dein* Fuß versucht doch gerade, das Gaspedal durchs Bodenblech zu quetschen!"

Miriam biss die Zähne zusammen und lenkte den Wagen unter aufheulendem Motor auf die linke Spur.

„Du wirkst ein bisschen angespannt", bemerkte Jonna trocken.

„Kannst du mich nicht einfach in Ruhe lassen?", fauchte Miriam.

„Das würde ich sehr gerne", erwiderte die Kleine. „Wenn du ruhig wärst." Sie warf Miriam einen strengen Blick zu. „Aber das bist du nicht. Du umklammerst das Lenkrad, als würdest du gerade versuchen, eine Anakonda zu erwürgen, und fährst wie ein psychopathischer Massenmörder."

Miriam schnaufte. „Findest du nicht, dass du ein bisschen übertreibst?"

„Nein", erwiderte Jonna.

Im selben Moment blitzte es.

Miriam warf einen Blick auf den Tacho. „Shit!" Sie war mit mindestens 40 km/h zu viel in eine Radarfalle gerast. Das konnte sie den Führerschein kosten. „Verflixte Axt! Hättest du mich nicht warnen können?"

„Ich habe dir doch gesagt, du sollst langsamer fahren."

„Vor dem Blitzer!", fuhr Miriam sie an.

„Woher soll ich denn wissen, dass hier ein Blitzer steht?"

„Na, du weißt doch sonst immer alles!"

„Ich bin keine Hellseherin, Miri. Ich weiß nur, was du weißt."

„Ach ja?“, zischte Miriam. „Was weiß ich denn?“

Jonna schwieg einen Moment, dann sagte sie mit ruhiger Stimme: „Du bist aufgewühlt, weil du Angst hast, Gerda zu verlieren. Es verletzt dich zutiefst, dass Oliver dir die ganze Zeit etwas vorgespielt hat, und gleichzeitig bist du wütend auf dich selbst, weil du so lange die Augen vor der Wahrheit verschlossen hast. Alex Thompson war für dich nur eine weitere Herausforderung, ein spannendes Projekt, bei dem es darum ging, die strategisch klügste Entscheidung zu treffen. Und jetzt? Jetzt auf einmal ist er ein Mensch, den du kennst. Jemand, der dir sympathisch ist. Und deshalb weißt du nicht, was du tun sollst. Und schließlich dieser Anruf. Du hast die Angst in Sebastians Stimme gehört. Er ist niemand, der sich so leicht aus der Ruhe bringen lässt. Irgendetwas muss vorgefallen sein, etwas Bedrohliches, und du ahnst, dass du die Verantwortung dafür trägst. All das braust wie ein Hurrikan durch deinen Kopf. Und was tust du?“

Miriam spürte, dass die Kleine sie ansah, aber sie erwiderte den Blick nicht. Stattdessen biss sie die Zähne zusammen, umklammerte das Lenkrad noch fester und starrte auf die Fahrbahn.

„Du tust das, was du in solchen Situationen immer tust“, fuhr Jonna ungerührt fort. „Du versuchst mit aller Macht, die Kontrolle zurückzugewinnen, weil du es nicht ertragen kannst, dich hilflos und ohnmächtig zu fühlen. Also rast du wie eine Irre durch die Stadt, obwohl das nichts, absolut gar nichts an deiner Situation ändert. Du kannst das Leben nicht kontrollieren, Miriam. Also hör endlich auf, dich an diese Lüge zu klammern!“

Die Intensität in Jonnas Stimme ließ Miriam frösteln. „Was soll ich denn sonst machen?“, herrschte sie die Kleine an. „Einfach aufgeben?“

„Quatsch!“ Jonnas Zöpfe flogen wild durch die Luft, als sie energisch den Kopf schüttelte. „Fang endlich an zu vertrauen!“

„Du meinst, ich muss nur Gott vertrauen – und dann wird alles gut?“ Miriam lachte spöttisch auf. „Ich bete einfach, dass Gott all die Probleme verscheuchen soll wie lästige Fliegen, und schon wird mein Leben wieder wunderbar? Für wie naiv hältst du mich eigentlich?“

„Ach Miri, du denkst zu klein“, erwiderte Jonna.

„Wie bitte?“

„Es geht nicht nur um das, was dich gerade beunruhigt, es geht um die Unruhe selbst. Es geht nicht nur um die bedrohlichen Schatten, die hin und wieder auf dich fallen, es geht um die Finsternis dieser Welt. Als Jesus feststellte: *‚In der Welt habt ihr Angst‘*, da ermutigte er seine Leute nicht, indem er ihnen versprach: *‚Habt keine Angst, ich werde jedes Problem für euch beseitigen.‘* So etwas versprach er nie! Stattdessen tat er viel mehr als das. Er sagte: *‚Habt keine Angst, denn ich habe die Welt überwunden.‘* Er feilte nicht nur hier und da an ihren Problemen herum, er veränderte alles für sie! Von Grund auf, verstehst du? Und deshalb verändert sich auch alles für dich, wenn du anfängst, ihm zu vertrauen.“

Lange Zeit erwiderte Miriam nichts. Erst als sie die Autobahn verließen, fragte sie: „Warum sagst du immer, du weißt nur das, was ich weiß?“

Jonna lächelte.

Als Miriam in die nächste Straße abbog, war der Sitz neben ihr leer.

Zehn Minuten später parkte sie den Wagen vor der Agentur und betrat eilig das Gebäude. Vielleicht bildete sie es sich nur ein, aber sobald sich die Tür hinter ihr geschlossen hatte, fühlte sie eine Beklemmung, die ihr die Luft abschnürte.

Das Gefühl wurde nicht besser, als Luis ihr mit bleichem Gesicht entgegentrat und sie hastig in den Serverraum winkte.

„Was ist denn los?“, fragte Miriam. „Ich habe wirklich keine Zeit –“

„Sie sind euch dicht auf den Fersen!", zischte Luis.

Das Brummen der Rechner schien bedrohlich anzuschwellen, wie ein sich nähernder Hornissenschwarm.

„Wer? Wovon redest du überhaupt?"

„Von dir und Alex Thompson!"

„Was?"

„Ich weiß, dass er in Berlin ist und dass ihr euch getroffen habt. Und wenn *ich* das herausfinden kann, können andere es auch. Ihr wart nicht besonders vorsichtig."

Miriam spürte Wut in sich aufkeimen. „Spionierst du mir etwa nach?"

Normalerweise wäre Luis bei diesem Vorwurf ängstlich zusammengezuckt. Doch jetzt wischte er ihren Einwand einfach beiseite. „Ich sollte Alex im Blick behalten, und genau das habe ich auch getan. Bitte, Miriam, ihr müsst dringend eure digitalen Spuren verwischen! Lösch alle E-Mails und Nachrichten von ihm. Sag Alex, dass er das mit deinen ebenfalls tun soll. Jetzt sofort!" Schweiß stand ihm auf der Stirn, und seine Augen waren geweitet.

Mehr als all seine Worte überzeugte Miriam Luis' Anblick von der Ernsthaftigkeit der Situation. Sie nickte stumm, zog ihr Handy hervor und wählte Alex' Nummer, doch er ging nicht ran. Hastig schrieb sie ihm eine Nachricht. Diese wurde zwar übermittelt, blieb jedoch ungelesen.

Miriam fuhr sich durch die Haare. „So ein Mist! Ich muss jetzt zu Sebastian!" Ihr Blick wanderte erneut zu Luis.

Der IT-ler schüttelte energisch den Kopf. „Je weniger ich weiß, desto besser!"

Sie sah die Panik in seinen Augen. Ihr Handy klingelte. Es war Sebastian. „Wo bleibst du denn?"

„Bin gleich da." Sie legte auf.

Während des kurzen Telefonats war Luis bereits aus dem Raum geschlüpft. Miriam schnaufte frustriert und folgte ihm.

Auf dem Weg zu Sebastians Büro entdeckte sie die Praktikantin, die gedankenversunken den Flur entlangschlich. *Wie heißt sie noch mal?,* schoss es Miriam durch den Kopf, als sie auf die junge Frau zueilte. *Franziska … nein! Larissa … auch nicht.* „Clarissa!“, sprach sie den Namen unbewusst laut aus.

„Ja?“ Die junge Frau zuckte zusammen und blickte dann zu ihr auf. Ihr Lächeln wirkte angespannt. Irgendetwas beschäftigte sie. Aber Miriam hatte jetzt keine Zeit, auf Befindlichkeiten einzugehen.

„Ich brauche deine Hilfe!“, stieß sie hervor. Sie nahm ein Blatt Papier aus dem Kopierer und schrieb rasch ein paar Zeilen darauf. Dann faltete sie es zusammen, reichte es Clarissa und erklärte ihr, was sie zu tun hatte.

Die Praktikantin nickte eifrig, noch ehe Miriam geendet hatte. „Ist so gut wie erledigt!“

„Danke!“, sagte Miriam ein wenig überrascht vom plötzlichen Tatendrang der jungen Frau. „Ich schulde dir was!“

Clarissa nickte knapp und eilte Richtung Ausgang.

„Miriam?“, hörte sie Sebastians verwundert und zugleich erbost klingende Stimme hinter sich.

Sie drehte sich um. „Sebastian! Lass uns in mein Büro gehen.“

Sebastian nickte mit aufeinandergepressten Lippen und ging voran. Miriam folgte ihm. Aus den Augenwinkeln sah sie, wie die Praktikantin durch die Tür des Großraumbüros schlüpfte und im Flur verschwand.

Kaum hatte Miriam die Bürotür hinter sich geschlossen, fuhr Sebastian zu ihr herum. „Was treibst du da für Spielchen?“

„Ich habe keine Ahnung, wovon du redest.“

„Ach nein? Du hast diesen Deal eingefädelt. Du hast versprochen, dich um alles zu kümmern und den Journalisten aus dem Weg zu räumen. Und was ist seitdem passiert? Nichts! Du bist ständig unterwegs, sprichst dich mit niemandem ab und lieferst keine Ergebnisse. Ist dir eigentlich klar, mit wem du dich da eingelassen hast?"

„Jetzt beruhige dich doch mal! Ich weiß, dass die Kommunikation nicht optimal lief, aber ich verspreche dir, ich erledige meinen Job. Es ist nicht nötig, zusätzlich Druck aufzubauen und so zu tun, als hätten wir uns mit der Mafia eingelassen."

Sebastian ließ sich nicht auf den humorvollen Ton ein, den Miriam angeschlagen hatte. „Sie behaupten, du hättest heimlich Kontakt zu diesem Journalisten aufgenommen. Sie sagen sogar, er wäre hier in Berlin. Ist das wahr?"

„Wie redest du denn mit mir? Ich mache überhaupt nichts heimlich! Ich mache meinen Job. Wir mischen uns nicht in die Arbeit des anderen ein, wichtig sind nur die Ergebnisse – das ist unser Deal. Hast du das vergessen? Und wer sind *sie* überhaupt?"

Sebastian schnaufte und fuhr sich nervös durch die Haare. „Gute Frage. Zwei Typen sind bei mir im Hotel aufgetaucht. Standen plötzlich vor meinem Zimmer und klopften an die Tür. Ich kam mir vor wie in einem schlechten Film. Sie meinten, dass ich dir genauer auf die Finger schauen soll."

Miriam schluckte. Sie dachte an das, was Alex auf dem U-Bahnhof widerfahren war. Jemand hatte versucht, ihn umzubringen. „Willst du damit sagen, Hoehnbeck hat dir zwei Schläger auf den Hals gehetzt?"

„Sie kamen nicht von Hoehnbeck, jedenfalls nicht direkt", erwiderte Sebastian. Seine Hand zitterte leicht, als er sich die Krawatte glatt strich. „Entweder, wir liefern ab, oder Hoehnbeck wird über Mittelsmänner die Agentur übernehmen, und dann sorgen sie nicht nur dafür, dass wir unsere Jobs verlieren – sie werden auch sicherstellen, dass wir nirgendwo sonst einen Job finden!"

Miriam spürte, wie ihre Halsschlagader zu pochen begann. „Was soll das sein?", schnaufte sie. „Eine Morddrohung?" Ihr spöttischer Tonfall konnte die Angst in ihrer Stimme nicht überdecken.

Sebastian verzog die Lippen zu einem Lächeln bar jeden Humors. „Ganz ehrlich, ich weiß es nicht." Er fuhr sich erneut durch das wirre Haar. „Ich will gar nicht so weit denken. Mir reicht schon die Aussicht, meinen Job zu verlieren. Das Haus, die Kinder ... Miriam, ich kann mir das nicht leisten! Das würde mich ruinieren, verstehst du?"

So aufgelöst hatte sie ihn noch nie gesehen.

Sein Blick bohrte sich förmlich in sie hinein. „Wo bleibt dieser verdammte Artikel?"

Miriam biss sich auf die Lippen. Der Text war längst fertig, er lag auf Perlmanns Schreibtisch und wartete nur noch auf ihre endgültige Freigabe. „Ich bin dran ...", antwortete sie unbestimmt und vage.

Sebastian stieß ein hysterisches Lachen aus. „Das ist nicht das, was ich hören will, Miriam!"

„Du weißt doch, wie das ist: So etwas braucht Zeit –"

„Wir haben aber keine Zeit!", fuhr er sie an. Er schlug mit der Faust so heftig auf den Tisch, dass die Espressotasse zu Boden fiel.

Miriam zuckte erschrocken zusammen.

„Du hast uns alle ...", er wies durch die Glastür auf ihre Kollegen im Großraumbüro, „... in diese Sache reingeritten! Bring uns da wieder raus! Schreib diesen verdammten Artikel, und zwar sofort!"

Miriam wollte etwas erwidern, doch als sie die Angst und die Wut in Sebastians Blick sah, brachte sie nicht mehr als ein Nicken zustande.

Er quittierte ihr Zugeständnis mit einem grimmigen Blick. „Ich will ihn lesen, und zwar in einer Stunde."

Eine Weile sahen sie einander stumm an. Dann wandte Miriam sich um und ging in Philips Büro.

Sebastian sah ihr hinterher. Als sie am Schreibtisch saß, beobachtete er sie durch die Glasscheibe. *Ich warte!,* formte er lautlos mit den Lippen.

Miriam fuhr den Computer hoch. Was zum Henker sollte sie jetzt tun?

Der Artikel

Miriam biss sich auf die Unterlippe. Wenn sie Sebastian den Text jetzt zeigte, hatte sie keine Chance, den Artikel noch länger zurückzuhalten. Sebastian würde erwarten, dass er gleich morgen früh erschien.

Sie öffnete das Dokument und überflog es. An den entscheidenden Stellen waren immer wieder Sätze eingefügt, die ein ganz bestimmtes Bild von Alex manifestierten: ... *Er selbst war es, der von sich sagte, dass er bereit sei, alles für eine gute Story zu tun ... Den Kontakt zur dunklen Seite scheute er nie. Er plauderte mit Menschenhändlern, machte Selfies mit Kindersoldaten und saß Karten spielend und rauchend mit Drogenhändlern in geheimen Camps im südamerikanischen Dschungel ... Ist es wirklich realistisch, davon auszugehen, dass die ständige Nähe zu Macht, Reichtum und Drogen spurlos an ihm vorüberging? Ist es falsch zu fragen, ob der Reiz des Erfolgs ihn am Ende womöglich dazu brachte, der Wahrheit nicht mehr die höchste Priorität einzuräumen?*

Eigentlich rechnete Miriam fest damit, dass Jonna auftauchen würde, aber ihre Halluzination hielt sich zurück. Sie wusste ohnehin, was die Kleine sagen würde. Aber entgegen der landläufigen Behauptung, dass man immer eine Wahl hat, war Miriam der Ansicht, dass es dieses Mal keine Alternative gab.

Sie atmete tief durch und drückte auf *Drucken.* Sebastian las Texte immer noch am liebsten auf Papier.

Der Geschäftsführer hob eine Braue, als Miriam ihm den Artikel wortlos in die Hand drückte. Doch während er las, breitete sich ein Lächeln auf seinen Lippen aus.

„Hervorragende Arbeit!“, sagte er schließlich. „Wann wird er erscheinen?“

„Ich muss das noch mit Perlmann absprechen“, log Miriam, „aber gleich morgen, denke ich.“

„Okay. Das sollte reichen.“ Sebastian nickte. „Ganz ehrlich, mir fällt ein Stein vom Herzen!“

Miriam versuchte gar nicht erst, sein Lächeln zu erwidern. Sie nickte stumm, steckte das Papier in ihre Handtasche und machte sich auf den Weg zum Ausgang.

„Wohin gehst du?“, fragte Sebastian.

„Manche Dinge erledigt man besser persönlich“, erwiderte Miriam über die Schulter hinweg.

Sebastian nickte. Er musste davon ausgehen, dass sie sich mit Perlmann traf.

Doch Miriam fuhr Richtung Autobahn. Es war noch vor der Rushhour und sie kam recht gut durch.

Sie fuhr entspannt die Autobahnauffahrt hinauf, gab dann jedoch abrupt Gas, wechselte auf die linke Spur und raste mit deutlich überhöhter Geschwindigkeit nach Norden. Dabei behielt sie stets den Rückspiegel im Blick und achtete auf mögliche Verfolger.

Zwei Abfahrten weiter verließ sie die Autobahn wieder, bog mehrmals ab, parkte zehn Minuten lang in einer schmalen Seitengasse vor einer Ausfahrt und war sich schließlich sicher, dass sie nicht verfolgt wurde.

Sie suchte sich einen Parkplatz, fuhr zwei Stationen mit der U-Bahn und nahm dann ein Taxi zur Laubenkolonie. Sie zahlte in bar und verließ den Parkplatz Richtung Hauptweg.

In Gedanken suchte sie nach den richtigen Worten. *Ich weiß, für dich muss es wie Verrat wirken, aber glaub mir, ich habe dabei vor allem an deine Sicherheit gedacht …* Nein, das war zu billig. *Hör zu, Hoehnbecks Killer sind dir dicht auf den Fersen. Ich musste einfach etwas tun …*

Miriam stöhnte innerlich auf. Das klang nach genau dem rhetorischen Trick, der es auch war. Sie brachte ein Killerkommando mit ihrem Artikel in Zusammenhang und zwang Alex damit, ihr zuzustimmen. Er würde das sofort durchschauen. Und er würde auf jeglichen Manipulationsversuch genauso ablehnend reagieren, wie Miriam es an seiner Stelle täte.

Sie seufzte. Also blieb ihr nur die Möglichkeit, einfach ehrlich zu sein. *Alex, ich habe Hoehnbeck unterschätzt. Ich habe Angst. Man hat schon einmal versucht, dich umzubringen, und ich habe keinen Zweifel daran, dass man es wieder versuchen wird, solange man dich als Bedrohung ansieht. Hoehnbeck will deinen Kopf, und sie haben uns die Pistole auf die Brust gesetzt. Es gibt für uns nur eine Chance, heil aus der Sache herauszukommen: Wenn du in den Augen der Öffentlichkeit glaubhaft diskreditiert wirst, bist du keine Gefahr mehr. Es gibt dann keinen Grund mehr, dich zu ermorden. Im Gegenteil, das würde nur unnötig Aufmerksamkeit erregen und die Gefahr mit sich bringen, dass du zum Märtyrer wirst. Ich wollte den Artikel nicht weitergeben, ohne dir Bescheid zu sagen. Bitte sei mir nicht böse ... Mir liegt sehr viel an dir. Ich will nicht, dass du stirbst! Du wirst niemandem mehr helfen können, wenn man dich tot aus der Spree ziehen muss ... und ich würde ehrlich gesagt auch gern weiterleben.*

Ein grimmiges Lächeln legte sich auf Miriams Lippen. Sie ahnte, wie Alex reagieren würde, aber diese Ehrlichkeit war sie ihm schuldig. Auch auf die Gefahr hin, dass er sie im Anschluss an ihren Vortrag hassen würde.

Miriam bog um die Ecke und wäre beinahe mit der heranstürmenden Clarissa zusammengestoßen. „Huch!“, stieß sie überrascht aus.

„Miriam ...“ Die Praktikantin starrte sie mit großen Augen an und lächelte dann fahrig. „Was machst du denn hier?“, platzte es aus ihr heraus.

„Du hast erledigt, worum ich dich gebeten habe?“

„Äh, ja!“ Sie nickte hastig. „Er hat seine Daten gelöscht und die SIM-Karte aus seinem Handy genommen.“

„Sehr gut. Ist er noch in der Laube?“

„Äh, keine Ahnung.“

„Wieso ‚keine Ahnung‘? Du warst doch gerade noch bei ihm, oder?“

„Ja, schon ... aber ... ich weiß ja nicht, was dann passiert ist“, druckste die junge Frau herum.

Miriam kniff die Augen zusammen. Warum verhielt sich Clarissa so seltsam? „Na gut. Danke für deine Hilfe.“

Sie wollte an ihr vorbeigehen, doch die Praktikantin hielt sie am Arm fest. „Warte!“

„Was gibt's denn noch?“ Allmählich wurde Miriam ungeduldig.

„Ich denke, es wäre nicht so gut, wenn du jetzt zu ihm gehst.“

„Warum nicht?“, fragte Miriam, plötzlich alarmiert.

„Ich glaube, er will momentan lieber nicht gestört werden.“

„Wenn das so ist, kann er mir das ja selbst sagen!“ Miriam riss sich los und ging weiter.

„Miriam, warte ...“

„Clarissa, es reicht! Geh nach Hause!“

Die Praktikantin zuckte zusammen, hielt aber Miriams eisigem Blick stand. Für einen Moment sah es so aus, als wolle sie etwas erwidern, doch dann presste sie die Lippen zusammen und wandte sich ab.

Stirnrunzelnd ging Miriam weiter. Was war nur in die junge Frau gefahren?

Kurz bevor sie das Grundstück ihrer Eltern erreichte, nahm sie aus dem Augenwinkel eine Bewegung wahr. Sie wandte den Kopf und sah, wie jemand um eine Hecke herum in einem Seitenweg verschwand.

Sie stutzte und blieb stehen. Der Mann hatte einen grünen Armeerucksack getragen. War das Alex gewesen?

Miriam hastete den Hauptweg entlang. Als sie die Ecke erreichte, war der andere mindestens fünfzig Meter vor ihr. Offenbar hatte er es eilig. Der grüne Armeerucksack, der blonde Haarschopf und die langen, raumgreifenden Schritte – all das war unverkennbar.

„Alex?", rief Miriam.

Der Mann reagierte nicht.

„Alex, warte!"

Er ging unbeirrt weiter.

„Verflixt!" Miriam begann zu laufen. „Jetzt bleib doch mal stehen!"

Alex ging weiter, als wäre sie Luft.

Sie war bis auf zwanzig Meter herangekommen, als Alex den Parkplatz erreichte. Ein Wagen wartete dort mit laufendem Motor. Am Steuer saß eine atemberaubend schöne, dunkelhaarige Frau, die irgendwie traurig aussah.

Alex stieg zu ihr in den Wagen.

„Hallo, Schatz", hörte Miriam die Frau sagen. Dann umarmte sie Alex.

Miriam kam gerade neben dem Wagen zu stehen, als Alex sagte: „Fahr bitte los."

Die Frau gab Gas. Der Wagen zog eine Staubfahne hinter sich her, als er über den gekiesten Parkplatz davonbrauste.

Was war hier los? Alex hatte sie nicht einmal angesehen. Und wer war diese Frau? *Hallo, Schatz,* hatte sie gesagt. Das ließ wenig Interpretationsspielraum. Hatte Alex sie deshalb wie Luft behandelt – weil seine Freundin ihn abgeholt hatte? Nein, vermutlich nicht. Auch Clarissa hatte sich sehr seltsam verhalten. Was hatte sie ihm erzählt?

Miriam atmete tief durch und beschloss, dass es keine Rolle spielte. Alex war bedeutungslos für sie, genauso bedeutungslos wie der Taxifahrer, der sie hergebracht hatte, oder der Pförtner, der ihr jeden Morgen zunickte. Und Clarissa war bloß eine

Praktikantin. In wenigen Wochen würde sie aus Miriams Leben verschwinden.

Sie zog ihr Handy aus der Tasche. Ihre Hand zitterte. Warum war sie bloß so wütend? Diese Leute waren Teil ihres Jobs. Sie waren Werkzeuge, austauschbar und ohne jegliche Relevanz für ihr persönliches Leben. Wenn Alex sich weigerte, mit ihr zu sprechen, war das sein Problem. Und wenn Clarissa so tat, als wäre Miriam plötzlich ihre Feindin, musste sie mit den Konsequenzen leben. Es war Miriam vollkommen egal, was die beiden von ihr dachten!

Sie öffnete ihren Messenger und rief die vorbereitete Nachricht an Perlmann auf. Ihr Daumen verharrte einen Moment in der Luft, bevor sie auf *Senden* tippte.

Sie verspürte weder Triumph noch Reue, als der Journalist ihre Bestätigung mit einem Daumen-hoch-Emoji quittierte. Stattdessen wurde sie plötzlich von einer seltsamen Leere erfasst. Beinahe wünschte sie, Jonna würde auftauchen und mit ihr schimpfen – einfach nur, weil sie sich dann nicht so furchtbar allein fühlen würde. Doch das kleine rothaarige Mädchen war nirgends zu sehen.

Stattdessen klingelte Miriams Handy.

Sie nahm den Anruf an. „Ja, was gibt's?"

„Hallo, hier ist Schwester Laura ...", meldete sich eine Frauenstimme, „... vom Universitätsklinikum Benjamin Franklin, Station 32A. Ist da Frau Eckert?"

Miriam brauchte einen Moment, bevor sie registrierte, was das zu bedeuten hatte. „Ja."

„Ich rufe wegen Frau Kühnemann an."

„Was ist mit ihr?"

„Es ... es wäre gut, wenn Sie sofort herkommen könnten."

Miriams Herz pochte. „Warum? Was ist passiert?"

„Sie hat nach Ihnen gefragt und ... möchte sich gerne von Ihnen verabschieden."

„Verabschieden?“

„Frau Eckert“, sagte die Schwester, „es bleibt nicht mehr viel Zeit.“

Miriam schluckte. „Ich bin unterwegs.“

Merkst du es nicht?

Miriam sprang aus dem Taxi, hastete die Rampe zum Haupteingang empor und eilte zu den Aufzügen.

In quälender Langsamkeit näherte sich der Fahrstuhl dem Erdgeschoss. Als sich die Tür endlich öffnete, schlüpfte Miriam durch den Spalt und drückte auf „Station 3".

Während sie nach oben fuhr, versuchte sie vergeblich, Ordnung in das Chaos ihrer Gedanken zu bringen. *Gerda stirbt ... Das ist so surreal! Gerda kann nicht sterben! Sie ist unverwüstlich! ... Ich hasse diesen Krankenhausgeruch! ... Ist das da ein Kotzfleck unter dem Notrufknopf? ... Hoffentlich komme ich nicht zu spät! ... Auch das noch! Natürlich steigt ausgerechnet jetzt ein Typ mit einem Riesenberg Schmutzwäsche zu. ... Was ist, wenn ich zu spät komme? ... Lieber Gott, bitte lass mich nicht zu spät kommen! Vielleicht kannst du ja anerkennen, dass ich mit dir rede, obwohl ich gar nicht an dich glaube? Das wäre doch mal ein Deal! ... O nein, die alte Schachtel will doch nicht ernsthaft mit ihrem Rollator hier rein?! Offensichtlich doch ... Olfaktorisch ist das hier echt eine Herausforderung! Hat die Frau in Franzbranntwein gebadet? ... Was fällt Alex eigentlich ein, mich einfach zu ignorieren? Und warum hat er mir verschwiegen, dass er liiert ist? Männer sind doch alle gleich! Man kann ihnen nicht trauen! ... Endlich, der dritte Stock! ... Station 32A – Wo ist Station 32A? ... Ah, da ist ein Schild ... Scheiße, eigentlich will ich gar nicht hier sein ...*

Miriam klopfte an die Tür des Schwesternzimmers. Eine übergewichtige Frau mit sanften braunen Augen öffnete ihr und sah sie an. „Ja?"

„Hallo, mein Name ist Miriam Eckert. Haben Sie mich möglicherweise angerufen?“

Die Frau nickte. „Sie wollen zu Frau Kühnemann. Warten Sie, ich bringe Sie zu ihr.“

Die Schwester strahlte eine warme Freundlichkeit aus, die Miriam guttat und dafür sorgte, dass sich ihr wilder Herzschlag ein wenig beruhigte.

Gerda war allein in ihrem Zimmer. Sie war fast so bleich wie die weiße Krankenhausbettwäsche. Ihre Augen waren geschlossen, ihr Mund halb offen.

Miriam schlug sich die Hand vor den Mund. „O Gott, ist sie ...“

„Frau Kühnemann schläft nur“, sagte die Schwester. „Aber ihr Herz ist sehr schwach. Sie hat Wasser in der Lunge und auch in allen anderen Organen. Wir wissen nicht, ob sie noch einmal aufwachen wird.“

Miriam schluckte trocken.

„Setzen Sie sich zu ihr, reden Sie mit ihr. Nehmen Sie in Ruhe Abschied.“

„Aber bringt das denn was?“

Die Schwester lächelte. „Ihnen oder ihr?“

Miriam zuckte die Achseln. „Vorzugsweise uns beiden.“

„Nach meinen Erfahrungen würde ich niemals unterschätzen, was Menschen in ihren letzten Stunden alles mitbekommen. Probieren sie es aus. Was haben Sie schon zu verlieren?“

Miriam setzte sich auf die Bettkante. Die Schwester nickte ihr aufmunternd zu und schloss die Tür hinter sich.

„Tja ...“, sagte Miriam, dann schwieg sie mehrere Minuten lang. Schließlich fügte sie hinzu: „Du wolltest, dass ich herkomme, also bin ich hier.“

Die alte Frau atmete flach, aber gleichmäßig. Für einen kurzen Moment dachte Miriam, die faltigen Augenlider würden flattern und sich öffnen, doch es war nur ein kurzes Zittern, dann war Gerdas Gesicht wieder so reglos wie zuvor. Nur ihr Brustkorb hob und senkte sich kaum merklich.

„Habe ich dir eigentlich jemals gesagt, wie dankbar ich dir bin?“, sagte Miriam leise. „Nicht nur, weil du mich damals vor dem Typen gerettet hast … Du bist viel wichtiger für mich, als du wahrscheinlich ahnst. Das klingt jetzt vielleicht ein bisschen schräg, denn im Grunde sind wir ja nur Nachbarinnen, aber trotzdem … Du bist der einzige Mensch in meinem Leben, der mich in seiner Nähe haben möchte, dabei aber nichts von mir erwartet. So etwas kenne ich nicht. Solange ich zurückdenken kann, musste ich stets etwas leisten und irgendwie anders sein, als ich bin. Meinen Eltern war ich nicht fromm und vor allem nicht moralisch genug. Meine Lehrer fanden mich erst zu still und dann zu aufmüpfig. Meine Vorgesetzten waren der Ansicht, ich sei zu ineffektiv, und als ich mehr Umsatz generierte als sie, war ich ihnen plötzlich zu zickig und zu karrieregeil. Ich hatte nie eine beste Freundin – keine Ahnung, warum. Vermutlich war ich als Kind zu langweilig, später hatte ich nie Zeit. Und was die Männer in meinem Leben betrifft – reden wir erst gar nicht darüber.

Bei dir war ich einfach nur ich. Das hat mir gutgetan – mehr, als mir selbst bewusst war. Danke, Gerda.“

Stille – nur Gerdas kaum wahrnehmbares Atmen und das unregelmäßige Piepen der Geräte waren zu hören.

Miriam spürte einen Kloß im Hals. „Ich will nicht, dass du stirbst!“ Sie griff nach der Hand der alten Frau. Sie fühlte sich kühl an und erwiderte Miriams leichten Druck nicht.

„Man sagt ja, der Tod sei etwas ganz Natürliches, er würde zum Leben dazugehören und sei deshalb nichts, wovor man sich fürchten muss. So ein Schwachsinn! Wie kann es natürlich sein, wenn eine solch originelle Persönlichkeit wie du einfach aufhört zu existieren? Deine unnachahmliche Art, die Dinge zu sehen; dein Humor, deine Respektlosigkeit und dein Mut – all das kann doch nicht einfach so verschwinden! Du sollst nicht von Würmern gefressen und zu Dünger verarbeitet werden wie ein vergammelter Apfel! Nichts daran ist natürlich. Der Tod ist ein widerlicher Schmarotzer, der sich in diese Welt geschlichen hat und sich nun vom Leben ernährt, ohne irgendetwas zurückzugeben. So sieht es aus!"

„Ach Kindchen ...", drang ein leises Wispern an ihr Ohr.

Miriam zuckte zusammen. Hatte Gerda gesprochen? Die Augen der alten Frau waren noch immer geschlossen. Doch ihre Lippen bewegten sich. „Merkst ... du es nicht?", flüsterte sie.

„Was?", fragte Miriam. „Was soll ich merken?"

„Dass ... dass er dich die ganze Zeit ... umarmt?"

„Was? Wer soll mich umarmen?" Miriam starrte ihre Nachbarin an, die immer schwächer und schwächer zu werden schien. Redete sie wirr? Wusste sie überhaupt, dass Miriam hier war?

„Die ganze Zeit ...", wiederholte Gerda leise.

„Gerda, ich bin's, Miriam. Von wem redest du?"

Die Augenlider der Sterbenden zitterten. „Du ... weißt ...", wisperte sie, dann hörte ihr Brustkorb auf, sich zu bewegen.

Miriam war wie erstarrt. Kein Laut wollte über ihre Lippen kommen. Und während ganz langsam in ihr Bewusstsein drang, dass ihre rechte Hand die Finger einer Toten umklammert hielt, spürte sie, wie eine kleine warme Hand sich in ihre linke schob. Und so saß sie da, zwischen Tod und Leben, während die Tränen ihr ungehindert die Wangen hinabrannen.

„Du weißt es", vollendete eine kindliche Stimme Gerdas letzte Worte. „Er hat dich umarmt, als du nachts im Bett lagst, mit tränennassem Gesicht und starr vor Angst. Als du dich unter Vaters strengem Blick wandest und als Worte, von der Kanzel herab, Feuer und Schwefel auf dich regnen ließen. Er war bei dir, als das Feuer der Hölle deine Unbekümmertheit verbrannte und dein Lachen erstickte. Er ließ dich nicht allein, als du flohst, so weit deine Gedanken dich trugen, als du Vater verfluchtest und bewusst alle Regeln brachst, die man dir eingetrichtert hatte. Und er ist immer noch da.“

Für einen kurzen Moment glaubte Miriam, durch die kleine Gestalt neben sich eine unsichtbare Gegenwart zu spüren; eine Gegenwart, die ihr ein Kribbeln über die Haut jagte, ihren Verstand überforderte und ihr Herz jubeln ließ.

„Du kannst jetzt loslassen“, sagte Jonna sanft.

Miriam schaute auf die bleichen Finger der Toten. Mit einem Seufzer löste sie ihre verkrampfte Hand und wandte den Blick dann zu der Kleinen, die lächelnd zu ihr aufblickte. „Komm, es ist Zeit.“

„Zeit?“, Miriam runzelte die Stirn. „Wofür?“

„Du bist noch nicht fertig mit dem Loslassen.“

Wolle und die Lichtung

Dr. Martens lächelte. „Frau Eckert, schön, dass Sie sich entschieden haben, die Therapie fortzusetzen."

„Man könnte auch sagen, ich habe mich dazu gedrängt gefühlt", erwiderte Miriam und warf Jonna einen finsteren Blick zu, den diese mit einem breiten Grinsen quittierte, während sie auf dem Schreibtisch des Arztes saß und mit den Beinen schlenkerte.

„Frau Eckert, wie Sie wissen, ist es das Ziel der CTP, traumatische Kindheitserlebnisse rational zu bewältigen und somit in gewisser Weise die Vergangenheit in Ihren Alltag zu integrieren."

„Zumindest Letzteres funktioniert ausgezeichnet. In gewisser Weise lässt mich die Begegnung mit meinem kindlichen Ich gar nicht mehr los."

„Interessant!" Dr. Martens beugte sich vor und richtete die Brille auf seiner Nase. „Können Sie das vielleicht etwas genauer erläutern?"

„Nun ja, ich würde sagen, mein kindliches Ich drängt sich in meinen Alltag und zwingt mich zu einem ständigen Dialog."

„Und haben Sie denn den Eindruck, dass Ihr erwachsenes Ich Ihrem kindlichen Ich hilft, das Geschehene zu verarbeiten und anders zu bewerten?"

Jonna hob interessiert die Brauen.

„Nicht wirklich", erwiderte Miriam. „Äh, ich meine, es ist wohl eher ein wechselseitiger Prozess."

„Faszinierend! Ich schlage vor –"

„Na ja, wie man es nimmt", unterbrach Miriam den Arzt. „Und jetzt würde ich gerne wieder in dieses ... Dings." Sie wedelte mit der Hand in Richtung der seltsamen Röhre. „Ich habe noch etwas zu erledigen."

Dr. Martens wirkte, als wolle er ihr widersprechen, doch dann nickte er. „Natürlich, wir führen unser Gespräch dann im Anschluss fort."

Miriam zeigte ein zerknittertes Lächeln, das der Mediziner als Zustimmung interpretierte.

Wenig später lag sie in der Röhre. Es tat gut, Jonnas kleine Hand in der ihren zu spüren. Langsam fielen ihr die Augen zu. Ihr wurde warm, dann streifte sie ein eisiger Hauch ...

Mit einem Mal stand Miriam in einem Raum. Die leichten Gazevorhänge wehten. Regen prasselte durch das geöffnete Fenster auf den mit Linoleum ausgelegten Boden. Das schwache Licht der Straßenlaterne tauchte das Zimmer in Dämmerlicht.

Zwei blasse Hände erschienen auf dem Fenstersims. Ein Kichern war zu vernehmen, dann ein angestrengtes Ächzen, als sich das junge Mädchen am Sims hochzog und in den Raum kletterte.

Miriam sah ihr sechzehnjähriges Ich vor sich stehen. Das durchnässte Sommerkleid des Mädchens klebte an seiner Haut; die nassen Haare hingen ihm strähnig ins Gesicht. Plötzlich taumelte es leicht und stieß gegen den Tisch, der in der Mitte des winzigen Zimmers in der Ferienwohnung stand. Das Mädchen schlug die Hand vor den Mund und kicherte. Der Dunst von billigem Alkohol lag in der Luft.

Miriam erinnerte sich. Ihre Eltern hatten eine Ferienwohnung an der Nordsee gemietet. Es war der letzte Urlaub gewesen, den Miriam mit ihnen verbracht hatte. Sie wusste, was als Nächstes geschehen würde.

Nach kurzem Zögern trat sie vor und legte eine Hand auf die Schulter des Teenagers. Für einen Moment spürte sie die kühle, regennasse Haut des Mädchens unter ihren Fingern, dann fühlte sie den rasenden Herzschlag ihres sechzehnjährigen Ichs in ihrer Brust und diese seltsame Mischung aus Abenteuerlust, Furcht und schlechtem Gewissen.

Sie hatte ein paar Jugendliche kennengelernt und sich heimlich mit ihnen getroffen. Das hautenge Kleid hatte ihr eines der Mädchen geliehen. Die Party hatte am Strand stattgefunden. Miriam hatte getanzt und billigen Wein getrunken. Einer der Jungs hatte mit ihr geflirtet. Es war sehr aufregend gewesen.

„Wo warst du?"

Das Mädchen zuckte erschrocken zusammen und stieß heftig gegen den Tisch. Ein Buch polterte zu Boden.

Die dunkle Gestalt ihres Vaters stand im Türrahmen. Lautlos wie ein Gespenst war er dort aufgetaucht. „Wo warst du?"

Miriam spürte, wie ihr Herz zu rasen begann. Ihr Magen krampfte sich zusammen. In ihrem Kopf herrschte das reinste Chaos, also stieß sie den ersten Gedanken hervor, der ihr in den Sinn kam. „Musst du mich so erschrecken?" Sie bückte sich und hob das Buch auf. Es war die Bibel, die ihre Eltern ihr zur Konfirmation geschenkt hatten.

Eine Hand packte sie hart am Arm und zog sie empor. „Sieh mich an, wenn ich mit dir rede!"

„Aua, du tust mir weh!"

„Ich frage dich zum letzten Mal: Wo warst du?"

Miriam starrte in das Gesicht ihres Vaters. Zorn blitzte in seinen Augen. Aber da war noch etwas anderes – eine Spur Unsicherheit.

Miriam presste die Lippen zusammen. Dann zischte sie: „Das geht dich gar nichts an!"

Der Schlag kam so schnell, dass sie keine Chance hatte zu reagieren. Eben noch hatte sie mit einem leichten Triumphgefühl wahrgenommen, wie die Augen ihres Vaters sich vor Staunen weiteten, im nächsten Moment traf sie etwas mit solcher

Wucht an der Wange, dass ihr Kopf zur Seite geworfen wurde und sie taumelnd gegen die Wand prallte.

Mit zwei Schritten war ihr Vater bei ihr. Er ragte über ihr auf wie ein riesenhafter schwarzer Schatten. Miriam duckte sich ängstlich weg und hielt in Erwartung eines weiteren Schlags schützend die Arme über sich.

„Nie wieder ...", sagte er mit bebender Stimme, „... wirst du so mit mir reden!"

Miriam sah seine geballten Fäuste. Sie wimmerte ängstlich auf.

Ihr Vater zögerte. Seine Fäuste öffneten sich. „Miriam ...", sagte er dann, nur um gleich darauf wieder in Schweigen zu verfallen.

Eine halbe Ewigkeit schwieg er, bevor er eiskalt hervorstieß: „Zieh diese ... Hurenklamotten aus und geh ins Bett!" Abrupt wandte er sich um und marschierte aus dem Zimmer.

Miriam starrte zur Tür. Es hatte etwas Endgültiges, als diese sich hinter ihm schloss.

Dann kam der Schmerz. Ihre Wange brannte, und im Rhythmus ihres Herzschlags pochte ein dumpfer Schmerz durch ihre Schläfen. Sie zog die Beine an, schlang die Arme um die Knie und weinte. Alle Stimmen in ihr schwiegen. Weder die erwachsene Miriam noch die kindliche Jonna meldeten sich zu Wort.

Irgendwann waren die Tränen versiegt, und Miriam spürte, dass sie vor Kälte zitterte. Mühsam zerrte sie sich die nassen Klamotten vom Leib und schlüpfte in ihren flauschigen Schlafanzug. Der vertraute zitronige Geruch stieg ihr in die Nase. Es roch nach zu Hause. Doch das Gefühl von Geborgenheit wollte sich nicht einstellen. Stattdessen spürte Miriam den unangenehmen Druck ihrer Blase.

Barfuß schlich sie hinaus auf den Flur und in das kleine Bad. Schwaches Licht fiel durch das Fenster und half ihr, sich zu orientieren. Sie war froh, weder das Grün der Badewanne noch das Orange der Fliesen sehen zu können, die irgendwann in den Siebzigern modern gewesen sein mussten. Die Ausstattung der Ferienwohnung war hoffnungslos veraltet, genau wie das Leben, das ihre Eltern ihr aufzwangen.

Sie griff nach der Klospülung, zögerte aber, als sie ein Geräusch vernahm. Hatte sie da gerade eine Stimme gehört?

Sie zog sich die Schlafanzughose hoch und schlich leise aus dem Bad. Da, wieder diese Stimme! Redeten ihre Eltern über sie?

Mit klopfendem Herzen huschte Miriam zum Schlafzimmer ihrer Eltern und legte ein Ohr an die Tür.

Nichts. Stattdessen drang ein Flüstern aus der Küche in den Flur. Behutsam schlich sie weiter und lugte durch den Türspalt.

Ihr Vater stand am Waschbecken. „Ihre Augen ... ", wisperte er. „Ich hab sie verloren." Er hieb sich mit der Faust auf den Oberschenkel.

Miriam zuckte erschrocken zusammen.

„Aber ich darf die Sünde nicht dulden, nicht unter meinem Dach. Wer seine Kinder liebt, der züchtigt sie." Er fuhr herum und begann, unruhig auf und ab zu gehen. „So steht es geschrieben in den Sprüchen Salomos, Kapitel 13, Vers 24: ‚Wer seine Rute schont, der hasst seinen Sohn; wer ihn aber lieb hat, der züchtigt ihn beizeiten.'" Er hielt inne. „So steht es geschrieben, und Gottes Wort ist wahr und heilig. Wir müssen ihm gehorchen." Er biss sich auf die Unterlippe.

Miriam erinnerte sich. Sie sah die Schwäche ihres Vaters und verspürte ihm gegenüber die gleiche Verachtung, die sie auch damals gespürt hatte.

Gerade als sie sich abwenden wollte, vernahm sie ein leises Flüstern in sich. „Jonna?"

„Sieh nicht weg! Sieh genau hin!"

„Ich hab genug gesehen. Da steht ein durchgeknallter Tyrann, der sich einredet, er tue Gottes Werk, wenn er seine Tochter verprügelt."

„Die Schwäche in seiner Stärke hast du längst erkannt. Das ist gut so. Aber um die ganze Wirklichkeit wahrzunehmen, musst du auch die Stärke in seiner Schwäche sehen."

Die sechzehnjährige Miriam wandte sich von der Küchentür ab. Sie gab sich keine Mühe, leise zu sein, und schritt mit hoch erhobenem Kopf zurück in ihr Schlafzimmer.

„Nie wieder", flüsterte sie, als sie im Bett lag, „nie wieder wirst du über mein Leben bestimmen!"

Das kleine Zimmer flackerte und verschwand.

Das Nächste, was Miriam sah, waren zwei Füße. Große, haarige Füße, die in ausgetretenen Birkenstocksandalen steckten.

Sie blickte auf und sah in ein bärtiges Gesicht mit einer Kartoffelnase und einem zahnlückigen Grinsen.

Die Erinnerung flutete sie wie ein warmer Regenschauer.

Das war Wolle – oder korrekt formuliert Wolfgang Riesle –, der Jugenddiakon, bei dem sie Konfirmandenunterricht gehabt hatte. Er hatte theoretische Physik studiert und in der Forschung gearbeitet, bevor er feststellte, dass diese Tätigkeit sein Leben zwar ausfüllte, aber nicht erfüllte. Also hatte er anschließend noch Sozialpädagogik studiert und eine Ausbildung zum Diakon absolviert.

Wolle war intelligent und warmherzig, er hatte einen fürchterlichen Modegeschmack, ein faszinierend hässliches Gesicht und ein ansteckendes Lachen. Und er liebte es, die Konfirmationsstunden im Gemeindegarten abzuhalten.

„Wisst ihr", erzählte er den in der Sonne dösenden Jugendlichen, „es gibt Leute, die versuchen, ihre Mitmenschen mit dem Feuer der Hölle in den Himmel zu treiben. Aber so funktioniert das nicht! Das Evangelium eignet sich nicht für eine Treibjagd. Denn Evangelium bedeutet …?"

„Frohe Botschaft“, brummte ein pickliger Junge, dessen Namen Miriam vergessen hatte.

„Genau!“

„Aber mein Vater sagt, dass die Leute erst einmal ihre Sünde erkennen müssen, bevor sie begreifen können, was das Erlöserwerk Christi bedeutet“, warf Miriams Teenager-Ich ein.

Wolle nickte. „Ja, dieses Argument kenne ich.“ Er lehnte sich zurück und faltete seine riesigen Hände über dem ansehnlichen Bauch. Das tat er immer, wenn er nachdachte. Meist folgte dann eine Erklärung, die vielversprechend ansetzte, der aber irgendwann niemand mehr zu folgen vermochte. „Passt mal auf, Leute: Manchmal hat die Theologie das gleiche Problem wie die Physik.“

Miriam ließ den Blick über die Runde der Konfirmanden schweifen und sah die Fragezeichen in den jugendlichen Gesichtern.

„Wir brauchen Bilder, um die unsichtbare Wirklichkeit begreifen zu können. Zum Beispiel Atommodelle, um die Funktionsweise der Materie besser verstehen zu können. Und genauso braucht die Bibel Bilder, um uns die Wirklichkeit Gottes vor Augen zu führen. Versteht ihr?“ Fragend blickte er in die Runde.

Miriam nickte zögerlich. „Vielleicht.“

„Manchmal ist die Wirklichkeit so komplex, dass sie nicht in einem einzelnen Bild zu fassen ist“, fuhr Wolle unbeirrt fort. „Ein rein juristisches Verständnis der Erlösung bildet nur einen Teil der Wirklichkeit ab. Wer Gottes Wirklichkeit auf Schuld und Buße reduziert, läuft Gefahr, zu erstarren. Dabei geht es um so viel mehr! So wie wir Licht in der Quantenphysik sowohl als Welle als auch als Teilchen denken müssen, um bestimmte Prozesse zu verstehen, gibt es auch scheinbar widersprüchliche Aussagen in der Bibel, die wir aber brauchen, um uns der umfassenden Wirklichkeit Gottes anzunähern.

Wir stecken zwischen Werden und Sein. Wir sind bereits Gottes Kinder und müssen es immer mehr werden. Die Erlösung ist etwas Dynamisches, und gleichzeitig steht sie felsenfest!"

Einige der Konfirmanden nickten mit glasigen Augen – ein Reflex, den sie sich in der Schule antrainiert hatten.

Miriam jedoch spürte den Zwiespalt in ihrem jüngeren Ich. Es fiel ihm schwer, die gewohnten Gedankengänge infrage zu stellen.

„Und was heißt das praktisch?", fuhr Wolle fort.

„Gute Frage", brummte Hanna, während sie ihre langen blonden Haare zu flechten begann.

„Es bedeutet, dass wir keine Angst haben müssen."

„Wieso das denn?", fragte der picklige Junge.

„Weil es nicht darum geht, dass wir irgendetwas tun müssen, um einer Strafe zu entgehen. Vielmehr geht es darum, immer mehr wir selbst zu werden. Wir tun das Gute, das wir begriffen haben, in der Situation, in der wir uns gerade befinden, mit den Möglichkeiten, die uns zur Verfügung stehen, und den Rest überlassen wir Gott. Genau das hat Jesus seinen Jüngern bei der Speisung der Fünftausend beigebracht."

„Apropos Speisung", kam es von einem der Konfirmanden, „hast du nicht gesagt, dass wir heute noch Pizza backen?"

Wolle grinste, und allein das zeigte, dass er der richtige Mann am richtigen Ort war.

Sein bärtiges Gesicht verschwamm vor Miriams Augen und wurde abgelöst von einem hellen Funkeln. Es war so hell, dass sie die Augen zusammenkneifen musste.

Das Licht der Sonne flimmerte und funkelte zwischen den im warmen Wind wogenden Baumwipfeln hindurch und warf tanzende Flecken aus Helligkeit auf die Lichtung. Das Mädchen, das auf der Wiese herumtollte, war noch sehr klein, vielleicht drei Jahre alt; sein kräftiges rotes Haar war zu zwei strammen Zöpfen gebunden.

Plötzlich spürte Miriam, wie eine kleine Hand sie anstupste. Sie sah zur Seite, wo Jonna stand und zu ihr aufschaute.

Beinahe hätte sie laut ausgesprochen, was sie dachte. *Weißt du, was? Ich habe dich vermisst!* Doch Miriam schwieg, was Jonna nicht daran hinderte, ihr eine Antwort zu geben. „Ich war die ganze Zeit da!"

„Und wo? Ich habe dich nicht gesehen."

„Wozu auch? Nur weil du mich siehst, macht mich das nicht wirklicher!" Jonna nickte zu dem kleinen Mädchen hinüber. „Das ist deine frühste Erinnerung!"

„Wunderschön", sagte Miriam.

„Das stimmt." Jonna nickte. „Und siehst du auch, was du da tust?"

Das Mädchen hüpfte mit einem Strauß Blumen in der Hand über die Wiese. „Ist doch ziemlich offensichtlich, oder?"

„Tatsächlich?" Jonna lächelte. „Dann solltest du mal genauer hinsehen."

Miriam konzentrierte sich auf das kleine Mädchen und verfolgte jede seiner Bewegungen. „Oh", sagte sie schließlich.

Das hüpfende Mädchen verschwand aus ihrem Blickfeld; ein alter, seltsam geformter Baum schien sie magisch anzuziehen. Er verformte sich, bog und krümmte sich, ehe sich die Rinde in eine helle großporige Oberfläche verwandelte und ...

„Frau Eckert? Frau Eckert, können Sie mich hören?"

Miriam blinzelte, stellte fest, dass sie wie hypnotisiert auf Dr. Martens Nase starrte, und richtete sich erschrocken auf. Ihr Blick huschte durch das in hellen Pastelltönen gestrichene Zimmer.

Der Arzt schenkte ihr ein beruhigendes Lächeln. „Alles in Ordnung. Sie sind in unserem Aufwachraum."

Miriam sah sich um. Kein rothaariges Mädchen saß mit den Beinen schlenkernd auf dem Fensterbrett oder schlenderte im Raum umher.

„Frau Eckert?“

„Mir geht’s gut“, murmelte Miriam. Jonna war schon oft eine Zeit lang verschwunden. Doch irgendetwas in ihr sagte Miriam, dass es diesmal für immer war.

Eigentlich hätte sie erleichtert darüber sein müssen. Stattdessen spürte sie, wie ein Hauch von Wehmut sie streifte.

Flucht und Frieden

Das Großraumbüro war leer, als Miriam die Agentur betrat. Irritiert kramte sie ihr Handy aus der Handtasche. War es schon so spät?

„Da bist du ja!“ Lena kam hastig auf sie zugestöckelt. „Wurde aber auch Zeit!“ Ihre Assistentin ließ den Blick von Miriams zerknitterter Bluse über die ausgewaschene Jeans bis zu ihren Sneakers schweifen. „Entweder ist dieses Fashion-Understatement wieder einer deiner genialen Tricks oder du hast meine Nachricht nicht gelesen.“

„Was ...?“

„Egal!“, Lena winkte ab. „Sie werden allmählich ungeduldig.“ Sie schob Miriam Richtung Besprechungsraum.

Vor der Tür wartete eine auffallend blasse Clarissa im hautengen schwarzen Etuikleid. Sie hielt ein halb leeres Tablett mit Sektgläsern in den Händen und sah Miriam nicht in die Augen, als diese ihr einen fragenden Blick zuwarf.

Lena schnappte sich eines der Gläser und drückte es ihrer verdutzten Chefin in die Hand. „Komm!“ Sie drängte Miriam in den Besprechungsraum – der brechend voll war! Die Anwesenden erhoben sich, als sie eintrat. Applaus brandete auf. Sebastian strahlte sie an. *Gut gemacht!,* formte er lautlos mit den Lippen. Neben ihm standen der halbe Vorstand und ein lächelnder Markus Bergmann von der Hoehnbeck AG.

Letzterer war es auch, der das Wort ergriff, nachdem der Applaus verebbt war. „Ich muss gestehen, ich war skeptisch – mehr als skeptisch. Man sagte mir, diese Frau sei schwer zu durchschauen, eigenwillig, unkonventionell und ... unsere einzige Chance, heil aus dieser Verleumdungskampagne herauszukommen. Und all das bestätigte sich auch innerhalb kürzester Zeit. Zumindest die ersten drei Attribute: schwer zu durchschauen, eigenwillig und unkonventionell." Die Menge lachte, und ein Grinsen huschte über Bergmanns Gesicht. „Aber dann haben Sie es allen gezeigt. Verehrte Frau Eckert, ich muss Ihnen sagen: Sie sind furchterregend. Und das ist ausdrücklich als Kompliment gemeint. Es reicht Ihnen nicht, Ihre Gegner zu besiegen, Sie zerstören sie. Und das ist es, was uns vollends überzeugt hat. Um heutzutage auf dem globalen Markt bestehen zu können, um der geballten Macht konventioneller und sozialer Medien etwas entgegensetzen zu können, braucht man einen Killerinstinkt."

Miriam verspürte ein unangenehmes Schwindelgefühl. Sie sah in die strahlenden Gesichter ihrer Kollegen. Sah die Anerkennung in den Augen der Vorstandsmitglieder – und unterdrückte einen Brechreiz.

„Ihr Erfolg, Frau Eckert", fuhr Bergmann fort, „hat die Skeptiker bei Hoehnbeck überzeugt, mich eingeschlossen. Mit der Experience-Marketingagentur sind wir auch für zukünftige Schlachten gewappnet. Und das werden nicht wenige sein, so viel ist sicher. Darum haben wir beschlossen, Ihnen eine exklusive Partnerschaft anzubieten." Er lächelte. „Und zudem auch eine äußerst lukrative Partnerschaft! Der Wert ihres Unternehmens wird sich über Nacht vervierfachen, und wenn Sie zustimmen, erhalten Sie Boni, von denen andere in Ihrer Branche nur träumen können!"

Überrascht blickte Miriam zu Sebastian. Auch andere Mitarbeiter suchten den Blick des Geschäftsführers. Er nickte lächelnd. Auch die Vorstandsmitglieder wirkten sehr zufrieden.

Miriam spürte erneut eine Welle der Übelkeit in sich aufsteigen. Es war längst entschieden. Sie hatte gedacht, eine

Übernahme verhindern zu können, wenn sie Hoehnbeck gab, was sie wollten. Doch das Gegenteil war der Fall: Hoehnbeck würde Mehrheitseigner werden, daran bestand nicht der Funke eines Zweifels. Und ebenso unzweifelhaft war die Tatsache, dass es zur Hauptaufgabe der Agentur gehören würde, den Schein einer moralischen Integrität des Konzerns aufrechtzuerhalten, während sie all jene Machenschaften vertuschte, die sich im Grenzbereich der Legalität – und weit darüber hinaus – bewegten.

Miriam stützte sich auf einer Stuhllehne ab, während um sie herum wieder spontaner Applaus aufbrandete.

„Heute ist ein großer Tag für uns alle“, fuhr Bergmann fort. „Wir wollen daher auch nicht diejenigen vergessen, die dazu beigetragen haben, dass diese fruchtbare Zusammenarbeit überhaupt erst entstehen konnte.“

Er trat einen Schritt zur Seite. Zuerst sah Miriam nur einen riesigen Blumenstrauß. Dann erkannte sie den Mann dahinter. Es war Oliver.

Er kam auf sie zu, das typische markante Lächeln auf den Lippen. Während er ihr die Blumen überreichte, drückte er ihr einen Kuss auf die Wange und flüsterte: „Bitte verzeih mir!“

Das war der Moment, in dem Miriam aus ihrer Starre erwachte. Sie ließ die Blumen fallen, wandte sich um und verließ fluchtartig den Raum. Dabei streifte sie versehentlich Clarissa, die mit einem erschrockenen Aufschrei das Tablett mit den Sektgläsern fallen ließ.

„Miriam!“, vernahm sie Olivers Stimme, während sie durch das Großraumbüro hastete. „Miriam, warte doch!“

Sie erreichte den Ausgang und stürmte das Treppenhaus hinunter. Als sie auf der Straße angekommen war, hatte Oliver offenbar aufgegeben. Dennoch lief Miriam einige hundert Meter weiter bis zur nächsten Querstraße, ehe sie das Tempo verringerte und ihr Smartphone aus der Tasche zog.

Sie googelte Perlmanns Artikel. Er war eingeschlagen wie eine Bombe. Die Kommentarspalten der Zeitungen explodierten förmlich. Es gab kaum ein Medium, das nicht darüber berichtete. Eine ganze Zunft hatte sich auf Alex gestürzt und ihn in der Luft zerrissen.

Miriams Magen krampfte sich zusammen. Sie wandte sich hastig zur Seite und übergab sich auf den Bürgersteig. Ein Mann konnte gerade noch rechtzeitig ausweichen und fluchte lautstark. Eine Frau schlug sich erschrocken die Hand vor den Mund, und ein Mädchen richtete das Smartphone auf sie, offenbar in der Absicht, dieses Ereignis live in die sozialen Medien zu übertragen.

Miriam wandte sich ab und floh in die nächstgelegene U-Bahn-Station. Dort stieg sie in den erstbesten Zug ein und fuhr, unberührt von dem Gewusel der Menschen um sie herum, eine Zeit lang ziellos durch die Gedärme der Stadt. Sie fühlte sich leer und verloren.

An irgendeiner Endstation stieg sie schließlich aus. Als sie nach draußen trat, stellte sie fest, dass sie in Tegel gelandet war. Die Sonne rötete bereits den Horizont. Ihr sanftes Licht schien auf die Passanten, die geschäftig umherliefen, Einkäufe trugen oder, den Blick auf ihre Smartphones gerichtet, auf den Bus warteten. Jeder schien ein Ziel zu haben. Jeder schien zu wissen, was als Nächstes zu tun war.

Miriam fühlte sich wie ein Alien. Sie war ohne Ziel, spürte nichts und ahnte doch, dass hinter der betäubenden Leere der Schmerz lauerte.

Wie von selbst setzten sich Miriams Beine in Bewegung. Sie folgte einer langen Straße, bog rechts ab, kam unter einer Autobahnbrücke hindurch und wandte sich dann nach links. Die Gegend hatte etwas vage Vertrautes. Schließlich ging ein Pfad von der Straße ab und führte in ein etwas tiefer gelegenes Gelände.

Allmählich dämmerte ihr, wo sie war. Hier begann das Tegeler Fließ. Langsam folgte Miriam dem Weg. Ein leichter Wind rauschte in den Bäumen. Sie hörte Vögel zwitschern. Irgendwo in der Ferne bellte ein Hund.

„Jonna?“, flüsterte sie. „Jonna, bist du da?“ Was gäbe sie dafür, wenn jetzt das kleine rothaarige Mädchen neben ihr auftauchen würde. Doch nichts dergleichen geschah. Sie ging weiter.

Ihr Gewissen pochte schmerzhaft wie eine entzündete Wunde. Als Oliver heute so plötzlich vor ihr gestanden hatte, mit diesem monströsen Blumenstrauß in der Hand, da war es Miriam wie Schuppen von den Augen gefallen: Über Jahre hinweg hatte sie bewusst die Augen vor der Wahrheit verschlossen, hatte Olivers Spielchen mitgespielt und seine Familie betrogen. Es war absurd, so zu tun, als hätte sie nichts geahnt. Sie selbst wusste es besser.

Ein Raubvogel stieß einen wilden Schrei aus und zog am Himmel seine Kreise. Der majestätische Anblick bildete einen erschreckenden Kontrast zu Miriams Gefühlen.

Sie hatte Alex verraten. Sie hatte sich sein Vertrauen erschlichen und ihn Hoehnbeck ans Messer geliefert. Sie hatte sich kaufen lassen von Geld und falschem Ehrgeiz. Andere Menschen waren für sie nur Mittel zum Zweck gewesen; sie waren Werkzeuge, mehr nicht. Ohne darüber nachzudenken, hatte sie sich selbst für etwas Besseres gehalten, sich zu wichtig genommen, und das nur, weil sie Macht über andere ausübte. Ihr Umgang mit Clarissa hatte ihr das deutlich vor Augen geführt.

Doch all das hatte sie am Ende nicht daran gehindert, noch tiefer in den Morast des Bösen hinabzusteigen. Sie hatte einem Konzern zu einer weißen Weste verholfen, der mit unmenschlichen Arbeitsbedingungen Männer, Frauen und Kinder ausbeutete, um noch mehr Geld zu scheffeln. Dabei hatte sie sich auch noch eingeredet, sie würde das im Grunde für Alex tun, um ihn zu schützen. Es war einfach nur erbärmlich!

Als Miriam die Büffelherde sah, hielt sie inne. Die Tiere standen an einem Weiher und strahlten eine unglaubliche Ruhe aus. Das rötliche Licht der Abendsonne ließ die Wasseroberfläche leuchten. Ein Anblick wie ein Gemälde.

Sie atmete tief durch und versuchte, dieses besondere Gefühl von Geborgenheit hervorzurufen, das sie für einen kurzen Moment gespürt hatte, als sie mit Jonna hier gewesen war. Doch es wollte sich nicht einstellen. Ohne die Kleine an ihrer Seite funktionierte es nicht.

Unsinn, vernahm sie eine leise Stimme in sich, *und zwar in doppelter Hinsicht: Es ist falsch, an dieser Stelle Geborgenheit zu erwarten, denn der Ort selbst ist nicht das, was du suchst. Er weckt lediglich eine ferne Erinnerung in dir. Und außerdem: Wer sagt, dass Jonna nicht bei dir ist?*

Du musst die Welt mit meinen Augen sehen, hatte die Kleine gesagt.

Und wenn mir das gelingt, verschwindest du?, war Miriams barsche Antwort gewesen.

Dann ist es nicht mehr nötig, dass du mich siehst.

Miriam schmunzelte, ein winziges Lächeln stahl sich auf ihr Gesicht. Wie hatte Jonnas kleines Rätsel gelautet? *Warum ist der Weg zum Herzen Gottes so schmal? Weil er für Kinderfüße gemacht ist.*

Hatte Jesus selbst es nicht genauso erklärt? „Wenn ihr euch nicht ändert und so werdet wie die Kinder, kommt ihr nie in das Reich Gottes.“ *Und warum? Vielleicht, weil ein Kind Gottes zu sein und das Himmelreich ein und dasselbe waren?*

Miriam schloss die Augen. War es wirklich so einfach? Ihr Herz begann, schneller zu schlagen. Hatte Jonna ihr lediglich ins Bewusstsein gerufen, was sie im Grunde schon immer gewusst hatte? War dieses kindliche Vertrauen über all die Jahre in ihr gewesen und nur von Angst, Zorn und Stolz überlagert worden?

Sie atmete tief ein und aus. Und wieder war da dieses Kribbeln. Wie hatte Wolle es ausgedrückt? *Wir sind bereits Gottes Kinder und müssen es immer mehr werden.*

Miriam spürte so etwas wie eine Berührung – unendlich zart, fremd und doch vertraut. Für einen kurzen Moment erfüllte sie ein vollkommener Frieden. Dann hob sie den Blick und machte sich entschlossen auf den Heimweg.

Sie wusste, was nun zu tun war.

Das Bekenntnis

Josef Perlmann hatte Miriams Einladung zur Videokonferenz ohne Zögern angenommen.

„Sie verdanken mir eine große Story, Herr Perlmann."

Der Journalist lächelte. „Wir können nicht klagen. Die Resonanz ist beeindruckend."

„Kein Wunder, Sie gelten als integer und unbestechlich. Das war einer der Gründe, warum der Text an Sie ging."

„Danke." Er runzelte die Stirn. „Aber Sie haben sicher nicht angerufen, um mir das mitzuteilen."

„Nein." Ein Lächeln huschte über Miriams Gesicht. Vermutlich rechnete er damit, dass sie nun versuchen würde, ihrerseits einen Gefallen einzufordern.

„Alles okay bei Ihnen? Sie sehen ziemlich blass aus", hakte der Journalist nach.

Offenbar hatte sie länger geschwiegen, als es ihr vorgekommen war.

Miriam warf einen kurzen Blick auf ihr eigenes Kamerabild. Sie sah tatsächlich furchtbar aus. Ihre Haut war blass und glänzte. Die dunklen Ringe unter ihren Augen sahen aus, als wären sie mit Kohlestift gemalt. „Ich hatte eine kurze Nacht", erwiderte sie schließlich. „Und ich habe Ihnen etwas mitgebracht." Sie gab ihren Bildschirm frei.

Perlmann las die Überschrift. „Bekenntnis?", entfuhr es ihm. „Würden Sie mir bitte verraten, was das bedeuten soll?"

„Das ist nur der Arbeitstitel. Für die Veröffentlichung lasse ich Ihnen freie Hand."

„Moment, ich habe nicht versprochen, irgendetwas zu veröffentlichen!“

„Wenn Sie es nicht tun, wird es jemand anderes machen“, erwiderte Miriam. „Am besten lesen Sie erst einmal, und dann reden wir weiter.“

Perlmann runzelte die Stirn und begann zu lesen. Mit jedem Absatz schien sein Gesicht eine Spur blasser zu werden.

Schließlich war er fertig. „Sie haben mich benutzt!“ Die unterschiedlichsten Emotionen flackerten über sein Gesicht. Miriam kam es so vor, als wäre er gleichzeitig überrascht und beeindruckt, wütend und belustigt.

„Dafür entschuldige ich mich“, erwiderte sie. „Das war nicht fair, und deshalb stand für mich außer Frage, dass ich mich damit“, sie nickte in Richtung des Bildschirms, „zuerst an Sie wende.“

Sein Gesicht wurde ausdruckslos. Nach einer langen Pause fragte er: „Haben Sie sich das wirklich gut überlegt?“

Miriam nickte.

„Das … ist eine Bombe!“

Miriam lächelte. „Es ist die Wahrheit.“

Perlmann nickte langsam. „Wenn ich mir dessen nicht bewusst wäre, würden wir uns jetzt nicht weiterunterhalten. Aber Ihnen ist hoffentlich klar, dass dieser Text Sie den Job kosten wird?“

„Ja.“

„Und Sie schaffen sich damit Feinde – sehr mächtige Feinde sogar!“

„Ich weiß.“

„Sie werden in Ihrer Branche nie wieder Fuß fassen können.“

„Dessen bin ich mir bewusst!“

Perlmann seufzte und starrte für eine Weile gedankenverloren ins Leere. Dann straffte er die Schultern und sah ernst in die Kamera. „Ich werde jetzt ganz ehrlich zu Ihnen sein.“

„Ich bitte darum.“

„Es kann durchaus sein, dass diese Aktion nicht den gewünschten Effekt erzielt. Den Ruf eines Menschen zu beschmutzen, ist nicht schwer. Ihn wieder reinzuwaschen, ist … nahezu unmöglich! Wir leben in einer Zeit, in der es noch nie so leicht war, sich seine eigene Wahrheit zu basteln.“

Miriam schluckte schwer. „Auch das ist mir schmerzlich bewusst.“

„Und Sie wollen das dennoch durchziehen?“

„Auf jeden Fall!“

Langsam verzogen sich Perlmanns Lippen zu einem breiten Grinsen. „Ich bin dabei.“

Auch Miriam lächelte erleichtert. „Danke!“

„Danken Sie mir nicht. Ich werde Sie in der Luft zerreißen.“

Es fiel Miriam nicht schwer, das Lächeln beizubehalten. „Nichts anderes erwarte ich.“

Etwa vier Wochen später bekam Miriam einen unerwarteten Anruf. „Clarissa?“

„Hi, Miriam! Ich hoffe, ich störe nicht.“

„Na ja, ich bin gerade am Renovieren.“

„Oh … brauchst du Hilfe?“

Miriam zögerte einen Moment. Angesichts ihres bisherigen Verhältnisses war Clarissas Angebot etwas ungewöhnlich, schließlich waren sie nicht gerade befreundet. Miriam vermutete, dass die junge Frau ein paar Antworten auf die dramatischen Entwicklungen der letzten Wochen suchte, und sie befand, dass sie ihrer ehemaligen Praktikantin ein wenig Offenheit schuldete. Abgesehen davon konnte sie tatsächlich Unterstützung gebrauchen. „Also … wenn du mich so direkt fragst …“

„Kein Problem. Ich habe Zeit. Wohin soll ich kommen?“

Miriam nannte ihr die Adresse.

Vierzig Minuten später klingelte es an der Wohnungstür. Ungeschminkt, in Jeans und T-Shirt, hätte Miriam die Praktikantin beinahe nicht wiedererkannt.

Clarissa wirkte unsicher und knetete nervös die Hände. „Ich will gleich mal eines klarstellen: Ich bin nicht hier, weil irgendjemand aus der Agentur mich geschickt hat, oder um dich auszufragen."

Miriam lächelte. „Komm rein."

Die junge Frau trat ein. Falls ihr auffiel, wie klein Miriams neue Wohnung war, verbarg sie es gekonnt.

Miriam reichte ihr eine Rolle Malerkrepp. „Hilfst du mir beim Abkleben?"

„Klar."

Während Clarissa auf dem Boden kniete und die Fußleisten abklebte, begann Miriam, die Farbe umzurühren. Eine Zeit lang arbeiteten sie schweigend vor sich hin. Dann sagte Miriam: „Ich kann mir nicht vorstellen, dass du mich ausschließlich in der stillen Hoffnung angerufen hast, auf meinem staubigen Dielenboden herumkriechen zu dürfen, um meine Fußleisten vor Farbspritzern zu bewahren."

„Das stimmt", erwiderte Clarissa. „Eigentlich wollte ich dich fragen, ob ich auch noch deine Heizung streichen darf. Ich liebe den Geruch von frischer Lackfarbe."

Miriam runzelte ungläubig die Stirn.

„Okay, okay", gab die junge Frau zu, „ich wollte einfach wissen, wie es dir geht. Nach diesem ganzen … ", sie machte eine unbestimmte Geste, „… Zeugs."

Die Furchen auf Miriams Stirn wurden tiefer. „Lass uns eine Abmachung treffen, okay?"

„Äh, klar."

„Lass uns ab jetzt ganz ehrlich miteinander sein. Kein Um-den-heißen-Brei-Herumreden, keine Beschönigungen, kein höfliches Geplänkel – einverstanden?"

Clarissa sah Miriam prüfend an, dann kniff sie die Lippen zusammen und nickte. „Okay."

Eine Zeit lang hörte man nur das Ratschen der Kleberolle, dann fragte Clarissa: „Warum hast du das gemacht?" Sie legte das Kreppband beiseite und sah fragend zu Miriam auf. „Du hattest alles perfekt geplant. Und es hat funktioniert! Du hast gewonnen! Und dann auf einmal schmeißt du alles über den Haufen – einfach so! Du musst doch gewusst haben, was nach deinem Bekenntnis passieren würde."

Miriam schwieg und dachte einen Moment lang nach. Ja, sie hatte es gewusst. Perlmanns Artikel war schonungslos offen gewesen. Er legte nicht nur die skrupellosen Geschäftspraktiken und die Vertuschungsstrategien der Hoehnbeck AG dar, sondern beschrieb auch bis ins kleinste Detail Miriams eigenen perfiden Plan, mit dem sie Alex Thompson nachhaltig diskreditiert und die schmutzige Weste des Konzerns reingewaschen hatte. Nun wurde sie von der Öffentlichkeit verachtet und in der eigenen Branche als Verräterin geächtet. Ihr war fristlos gekündigt worden. Hoehnbeck hatte ein halbes Dutzend Klagen eingereicht und sie mit einer beispiellosen Schmutzkampagne überrollt. Jedes unangenehme Detail ihrer Vergangenheit war ans Licht gezerrt worden. Die Affäre mit Oliver wurde auf allen möglichen Social-Media-Kanälen breitgetreten. Oliver selbst stellte sie mittlerweile als skrupellose Verführerin dar, und viele lose Bekannte bezeichneten sich plötzlich als Insider und profilierten sich mit Halbwahrheiten und erfundenen Geschichten über Miriams Vergangenheit.

Sie nickte langsam. Ja, sie hatte geahnt, dass es schlimm werden würde. Doch darauf, wie schrecklich es sich tatsächlich anfühlte, hatte sie sich nicht vorbereiten können. Sie hatte viele schlaflose Nächte hinter sich.

„Also – *warum*?" Clarissa sah sie mit großen Augen an.

„Weil es das Richtige war", sagte Miriam leise.

Clarissa presste die Lippen zusammen und schüttelte den Kopf. „Tut mir leid, das reicht mir nicht. Das ist kein Grund! Du hast gesagt, wir wollen vollkommen ehrlich miteinander sein."

Miriam ließ sich auf einen der geschlossenen Farbeimer sinken. Sie biss sich auf die Unterlippe. Wie sollte sie jemand anderem erklären, was sie selbst kaum verstand? „Weißt du", begann sie schließlich, „ich habe etwas wiederentdeckt, von dem ich lange Zeit nicht wusste, dass es überhaupt noch existiert ..."

„Und das wäre ...?", bohrte Clarissa nach.

„Vertrauen."

„Vertrauen?" Clarissa schnaufte ungläubig.

„Kindliches Vertrauen, um genau zu sein."

„Tut mir leid, ich verstehe das nicht. Was meinst du damit? Wie sieht kindliches Vertrauen denn aus?"

Es ist klein, rothaarig, furchtbar penetrant und einfach wunderbar, schoss es Miriam durch den Kopf. Laut sagte sie: „Es ist das Vertrauen darauf, dass die Wahrheit mehr ist als nur ein bestimmter Sachverhalt. Sie ist das wirkliche, das eigentliche Leben, gebündelt in einer Person. Und wenn ich dieser Person vertraue, dann verändert sich alles. Verstehst du?"

„Äh, um ehrlich zu sein – nein."

„Kennst du die Bergpredigt?"

„Hab mal davon gehört."

„Wenn du magst, lies sie einmal. Ich bilde mir nicht ein, alles verstanden zu haben, was dort steht, aber eines ist mir überdeutlich aus den Zeilen entgegengesprungen: Das Leben ist kein Mittel zum Zweck! Es geht nicht darum, etwas zu erreichen oder zu besitzen. Erfolg ist kein relevanter Maßstab. Nicht das Haben ist entscheidend – weder das materielle noch das immaterielle –, sondern das Sein."

„Verstehe ich nicht. Jeder von uns *ist* doch. Wir existieren doch alle."

„Es geht um mehr als unsere bloße Existenz. Es geht darum, der Mensch zu sein, als der du gedacht bist."

„Und als was bin ich gedacht?"

„Als ein Mensch, der zum Ursprung allen Seins *Papa* sagt."

Clarissa starrte sie mit offenem Mund an.

Miriam kicherte. „Ich glaube, das war dann doch ein bisschen arg verkürzt. Ich sollte dir zuerst ein wenig mehr über meine Geschichte erzählen." Und das tat sie auch.

Während sie gemeinsam den Raum strichen, erzählte Miriam Clarissa von ihrer Kindheit; von ihren guten Erfahrungen, aber auch von dem moralischen Druck, den ihre Eltern aufgebaut hatten und der so groß geworden war, dass er ihr Vertrauen erdrückt hatte. Sie berichtete von ihren Versuchen, sich von diesem Druck zu befreien, und von der kuriosen Erkenntnis, dass sie in all den Jahren, in denen sie sich emanzipiert geglaubt hatte, immer noch die Brille ihres Vaters getragen hatte. Sie hatte Gott stets so gesehen, wie ihr Vater ihn ihr vermittelt hatte. Folglich hatte sie nicht nur dem Gottesbild ihres Vaters, sondern auch Gott selbst den Rücken gekehrt. Sie hatte Gott verachtet, gehasst und für tot erklärt, ohne je ernsthaft die Voraussetzungen zu hinterfragen, von denen sie permanent ausgegangen war.

Bis ... nun ja, bis ihr bewusst geworden war, dass ihr kindliches Vertrauen nicht tot, sondern nur unter einem gigantischen Berg von Bitterkeit verschüttet war. Und sobald sie angefangen hatte, Fragen zuzulassen, sobald sie es gewagt hatte, die Brille abzunehmen, durch die sie die ganze Zeit über die Welt betrachtet hatte, war für Miriam nichts geblieben, wie es war.

Die Kirchenglocken von St. Christopherus läuteten 20 Uhr, als die beiden sich erschöpft auf den Boden legten und im Licht der Abendsonne ihr Werk betrachteten.

„Sieht gut aus", bemerkte Clarissa.

„Ja, so eine weiße Wand ist schon etwas Wunderbares. Ein toller Start für ein neues Leben in einer neuen Wohnung." Miriam richtete sich auf. „Und nun ist es höchste Zeit, dass das Leben wieder etwas Farbe hineinbringt!"

„Farbe und Schmutzflecke", ergänzte Clarissa mit einem kritischen Blick auf ihre mit Farbklecksen übersäten Hände.

„Und Schmutzflecke", bestätigte Miriam und lächelte sanft.

Blumen pflanzen

Es war früher Nachmittag, und die Sonne neigte sich bereits dem Horizont entgegen. Die nackten Zweige der Straßenbäume zitterten im eisigen Ostwind. Obwohl es erst November war, sanken die Temperaturen in der Nacht schon weit unter null.

Miriam vergrub die Hände in ihren Manteltaschen und stemmte sich gegen den Wind. Sie hatte monatelang mit sich gerungen, bevor sie diesen Weg auf sich genommen hatte, und selbst jetzt noch wollte ein Teil von ihr auf der Stelle die Flucht ergreifen.

Das kleine Gittertor quietschte ohrenbetäubend in seinen rostigen Angeln.

Es schien Miriam mehr als ein halbes Leben her zu sein, seit sie das letzte Mal hier gewesen war. Sie erinnerte sich an dunkel gekleidete Menschen, gesenkte Blicke, geflüsterte Worte und den dröhnenden Missklang zwischen dem Loblied auf den glaubensstarken, von Nächstenliebe erfüllten, fast heiligen Mann, den diese Leute betrauerten, und ihrer Erinnerung an den Tyrannen, als den sie ihren Vater gekannt hatte.

Sie ging an der kleinen Kapelle vorbei. Verwitterte Grabsteine standen rechts und links des Weges. Tote Blätter raschelten unter ihren Füßen. Seit der Beerdigung war sie diesen Weg kein einziges Mal mehr entlanggegangen.

Vor einem unscheinbaren Grab, das fast vollständig von Efeu überwuchert war, blieb Miriam stehen.

Franz Eckert
12. November 1958 – 27. Juli 2005
Ich habe den guten Kampf gekämpft, ich habe den Lauf vollendet, ich habe den Glauben bewahrt.
2. Tim. 4,7

stand auf dem Grabstein.

Ein vertrautes Gefühl von Beklemmung machte sich in ihr breit.

Wie sehr wünschte sie sich, ein kleines rothaariges Mädchen würde auftauchen, sich gegen den dunklen Grabstein lehnen und ihr mit wenigen Worten einen völlig neuen Blick auf die Dinge eröffnen.

Wann kapierst du es endlich?, flüsterte es in ihr. *Ich bin da, wo du bist. Du musst nur durch meine Augen sehen.*

„Wenn es nur so einfach wäre", brummte Miriam. Sie starrte den Grabstein an. „Ich hasse diesen Mann. Ich hasse ihn, obwohl er schon so lange tot ist und obwohl ich weiß, dass ich ihm vergeben sollte." Sie seufzte. „Ich habe keine Ahnung, wie ich das ändern kann."

Frustriert wollte sie sich abwenden, doch irgendetwas hielt sie fest. Fast schien es ihr, als würde eine kleine Hand sie am Gürtel packen, um sie an Ort und Stelle zu halten.

Was hast du zu verlieren?, schoss es ihr durch den Kopf. *Was verlierst du, wenn du ihm vergibst?*

„Das Recht!", erwiderte sie unwillkürlich. Aber war das tatsächlich so? Bedeutete Vergebung, dass sie ihrem Vater im Nachhinein recht gab? Sie schüttelte den Kopf. Das war blanker Unsinn. Vergebung war doch nur dann erforderlich, wenn eine Handlung falsch und unentschuldbar war. Es ging nicht darum, das Recht zu verbiegen, und auch nicht darum, irgendetwas zu beschönigen oder zu entschuldigen. Es ging einzig und allein darum, loszulassen und die Freiheit zurückzugewinnen.

„Aber das hat er nicht verdient!", entfuhr es ihr.

Natürlich nicht, antwortete eine Stimme in ihr, die verdächtig nach Jonna klang. *Vergebung ist immer unverdient, sonst wäre es keine Vergebung. Aber vergiss nicht: Wenn du jemandem vergibst, befreist du nicht nur ihn von einer schweren Last – in mindestens gleichem Maße wirst auch du selbst frei. Denn sobald du den Weg der Vergebung betrittst, bist du kein passives Opfer mehr, sondern wirst selbst aktiv und handelst aus freien Stücken und in voller Souveränität. Du gibst etwas, was niemand je erzwingen könnte, und damit veränderst du nicht nur deine Position, sondern auch die des Täters, ob er das will oder nicht. Du nimmst ihm die Macht über dein Leben. Er verliert die Deutungshoheit über dich, er verliert seinen Anspruch auf deine Zeit und deine Gefühle. Vergebung hat eine ungeheure Macht!*

Miriam schluckte. Seitdem sie angefangen hatte, dieser leisen Stimme Gehör zu schenken, veränderte sich ihr Blick auf die Dinge in ganz erstaunlicher Art und Weise. Das hieß allerdings nicht, dass dies automatisch auch eine Veränderung ihrer Gefühle oder ihrer Handlungen bewirkte.

Sie schloss die Augen und sah das Gesicht ihres Vaters vor sich. Sie konnte keine Wärme in seinem Blick erkennen. Und das Lächeln, das auf seinen Lippen lag, wirkte, als vollführe er eine Übung, die er sich durch jahrelanges Training mühevoll angeeignet hatte.

„Miriam", sagte er und legte eine Hand auf ihre Schulter, „das hast du gut gemacht."

Es war eine der wenigen Erinnerungen an eine Situation, in der sie tatsächlich einmal ein Lob von ihm bekommen hatte. Aber selbst dann hatte er die Aussage nicht einfach so stehen lassen können. „Doch hüte dich vor der Sünde des Stolzes", fuhr er fort. „Du hast das getan, was von dir erwartet werden kann. Hättest du schlechter abgeschnitten, hättest du die Gaben, die du empfangen hast, missachtet."

Miriam presste die Lippen zusammen und versuchte, ein Gefühl von Vergebung in sich hervorzurufen. Doch stattdessen kehrten Hass und Bitterkeit zurück. Sie war damals zehn Jahre alt gewesen und hatte mit ihrem Zeugnis einen Notendurchschnitt von 1,1 nach Hause gebracht. Hätte ihr Vater nicht ein Mal, nur ein einziges Mal, seine Anerkennung äußern können, ohne den moralischen Zeigefinger zu heben?

Sie öffnete die Augen wieder und starrte auf den Grabstein. „Ich kann das nicht! Ich krieg es einfach nicht hin."

Natürlich nicht, hörte sie Jonnas Stimme in sich. *Du kannst Vergebung doch nicht herbeizwingen. Ich schlage vor, du nimmst als erstes diese blöde Franz-Eckert-Brille ab und setzt die Jesus-Brille auf! Das, was du vor Augen hast, ist niemals der ganze Mensch.*

Tropfen für Tropfen sickerte die Erkenntnis in Miriams Bewusstsein. Sie hatte sich nie wirklich gesehen gefühlt – ihre gesamte Kindheit über nicht. Sie hatte es damals nicht in Worte fassen können, aber innerlich hatte sie sich verzweifelt gefragt: *Siehst du denn nicht, dass da noch viel mehr ist als nur der Ungehorsam und die Gedankenlosigkeit, die dich so wütend machen?*

Dieses Übersehenwerden war einer der Hauptgründe für ihre Enttäuschung gewesen und hatte sie nach und nach bitter werden lassen.

Wie konnte sie erwarten, dass sich irgendetwas zum Guten wendete, wenn sie sich den gleichen destruktiven Blick bewahrte, den sie bei ihrem Vater so sehr verabscheut hatte?

Wie hatte Jonna es formuliert? *Die Schwäche in seiner Stärke hast du längst erkannt. Aber um die ganze Wirklichkeit wahrzunehmen, musst du die Stärke in seiner Schwäche sehen.*

Miriam hatte damals nicht ganz erfassen können, was dieser Satz bedeuten sollte. In der Glaubensstärke ihres Vaters verbargen sich Rechthaberei, Ignoranz und Angst. Er übte psychische Gewalt aus, um anderen seine Weltsicht aufzuzwingen. Das war die Schwäche in seiner vermeintlichen Stärke.

Aber was war die Stärke in seiner Schwäche? Sie erinnerte sich an die Situation, in der Jonna dies gesagt hatte.

Ihr Vater hatte am Waschbecken gestanden. Die fromme Kälte war aus seinem Gesicht verschwunden, stattdessen hatte Miriam Angst und Verzweiflung darin gesehen. „Ihre Augen …“, hatte er geflüstert. „Ich hab sie verloren.“ Dann hatte er sich mit der Faust auf den Oberschenkel geschlagen.

In diesem Moment war ihr Vater schwach gewesen, unsicher und unbeherrscht. Aber nur, wie Miriam nun verstand, weil tatsächlich so etwas wie Liebe in ihm existierte. Dort vor dem Spiegel war ihm bewusst geworden, dass er seine Tochter verloren hatte, und dies hatte ihm eine schreckliche Angst eingejagt. Im nächsten Augenblick hatte er sich wieder beruhigt und sich mit seiner Interpretation bestimmter Bibelworte in die gewohnte Spur zurückgebracht. Aber dieses kurze Aufflackern von Unsicherheit bewies, dass tief in seinem Inneren mehr gewesen war, als Miriam damals gewusst hatte.

Augenblicklich flammte Zorn in ihr auf. Ja, dieses eine Mal hatte er für einen kurzen Moment Reue verspürt. Aber was waren zwanzig Sekunden schwächliches Aufglühen im Vergleich zu den zwanzig Jahren, in denen er als emotionaler Eisblock alle Lebensfreude in ihr hatte erstarren lassen?

Miriam atmete tief durch. Innerlich versuchte sie, Jonnas Hand zu ergreifen – und durch sie hindurch die Quelle des Lebens selbst. Sie rückte die Jesus-Brille vor ihrem inneren Auge zurecht: Franz Eckert war nicht nur ein jähzorniger Besserwisser, der mit moralinsaurer Miene und Geschichten vom Höllenfeuer die Welt in seine Vorstellungen pressen wollte. Franz Eckert war auch ein Vater, der den Schmerz des Verlustes spürte; ein Mann, der Liebe und Reue empfinden konnte. Auch in ihm steckte – wenn auch tief verborgen unter tonnenschwerem Geröll aus selbstgerechter Frömmigkeit – ein Mensch, der Fragen hatte, auf die er keine Antworten wusste; ein Suchender,

der die Sehnsucht in sich nicht stillen konnte. Immer dann, wenn er sich stark fühlte und glaubte, alle Antworten zu kennen, war er in Wahrheit schwach. Aber wenn er zweifelte, wenn er anfing, seine simplen Kategorien von Gut und Böse infrage zu stellen, wenn er nicht mehr so tat, als hätte er Gott in der Tasche, dann war er dem Himmel auf einmal unglaublich nah.

Ein winziges Lächeln legte sich auf Miriams Lippen. Diesem verborgenen Franz, diesem schwachen, zweifelnden Mann, konnte sie vielleicht vergeben.

Ihre Finger wanderten in ihre Tasche, und es knisterte leise, als sie ein geknifftes Blatt Papier aus der Tasche zog. Sie faltete es auseinander und betrachtete die kindliche Zeichnung.

Auf den ersten Blick sah es so aus, als würde das Mädchen auf der Wiese Blumen pflücken, die in ihrer Hand dann sogleich verdorrten.

Miriam starrte das Bild an, und aus den Nebeln ihrer Vergangenheit traten Erinnerungen zutage …

Sie konnte damals nicht viel älter als drei Jahre gewesen sein. Ihre nackten Füße waren winzig und rundlich, es waren die Füße eines Kleinkindes. Die Blumen in ihrer speckigen Faust waren vertrocknet und wirkten arg mitgenommen. In ihrem kindlichen Geist formte sich die Erkenntnis: *Blumen können nicht in der Hand überleben. Sie brauchen kühle, feuchte Erde, um zu wachsen.* Deshalb lief sie auf die Wiese vor dem Haus und pflanzte mit all der Sorgfalt, zu der eine Dreijährige imstande war, die Blumen wieder ein. Das Verrückte daran war: Einige überlebten tatsächlich – vermutlich weil Miriam sie mitsamt den Wurzeln gepflückt und wieder eingepflanzt hatte.

Damals war sie enttäuscht gewesen, dass nicht alle Blumen überlebt hatten. Aber heute erschien ihr jede Blume, die wieder erblüht war, wie ein kleines Wunder.

So ist es doch immer, schoss es Miriam durch den Kopf. Das hatte auch Wolle im Konfirmandenunterricht versucht, ihnen zu vermitteln. *Wir können nicht viel tun, um die Dinge selbst in Ordnung zu bringen. Oft können wir nicht mehr als einen allerersten Schritt machen. Das war schon vor zweitausend Jahren so, als die Jünger Jesus kümmerliche fünf Brote und zwei Fische brachten – und am Ende wurden fünftausend Leute satt!*

Miriam glättete das Papier, legte es auf den Grabstein und beschwerte es mit zwei großen Kieselsteinen.

„Ich vergebe dir ... Papa", flüsterte sie.

Erleichtert stellte sie fest, dass sie die Worte aushalten konnte. Tief atmete sie die kühle Abendluft ein und wieder aus, bevor sie sich umwandte.

Erste Schneeflocken trieben im rauen Herbstwind, als Miriam sich auf den Rückweg machte. Sie glitzerten wie winzige Funken im Licht der Straßenlaternen.

Vielleicht

Wasser spritzte auf und durchnässte ihre Laufhose, als Miriam den Parkweg entlangjoggte. Der Dauerregen der vergangenen Tage hatte die Gehwege in kleine Seenlandschaften verwandelt. Doch Miriam hatte beschlossen, ihre morgendliche Laufroutine beizubehalten. Es tat ihr gut, sich auszupowern.

Sie erhöhte das Tempo und umrundete einen älteren Herrn, der seinen laut loskläffenden Terrier gerade noch festhalten konnte.

Die letzten Wochen und Monate waren die bewegtesten ihres Lebens gewesen. Miriam hatte längst verdrängte Erinnerungen ans Licht gezerrt, hatte sich bohrenden Fragen gestellt, hatte gehasst und vergeben, hatte Vertrauen geschöpft und gezweifelt, war tieftraurig gewesen und hatte sich dennoch geborgen gefühlt.

Der Weg, den sie beschritt, war alles andere als gradlinig. Er glich eher einer Achterbahnfahrt, und zu den inneren Kämpfen kamen die äußeren Zwänge hinzu.

Miriam verließ den Park und joggte den Bürgersteig entlang, stets darauf bedacht, nicht in die Hundehaufen zu treten, die trotz des Entsorgungsgebots überall zurückgelassen wurden.

Als sie vor gut einem Vierteljahr fristlos gekündigt worden war, hatte sie sofort begonnen, sich nach einem neuen Job umzusehen. Doch die Suche gestaltete sich schwieriger als gedacht. Gestern Abend erst hatte sie eine weitere – mehr oder minder höfliche – Absage erhalten. Offenbar hatte Markus Bergmann nicht übertrieben, als er ihr zugezischt hatte: „Wir sorgen dafür, dass Sie nie wieder einen Job finden!"

Miriam bog in ihre Straße ein und verlangsamte das Tempo. An der Eingangstür blieb sie stehen und dehnte ihre brennenden Muskeln.

Eigentlich hatte sie erwartet, dass all diese Misserfolge sie stärker mitnehmen würden – was jedoch nicht bedeutete, dass ihr alles gleichgültig war. Natürlich war sie enttäuscht und manchmal auch frustriert, aber da war keine Verzweiflung oder gar tiefe Niedergeschlagenheit. Irgendetwas in ihr vertraute darauf, dass sie nicht allein unterwegs war; dass es jemanden gab, der an ihrer Seite ging und der genau wusste, was sie wirklich brauchte.

Es war schon seltsam – erst als Miriam die Kontrolle über ihr Leben abgegeben hatte, war ihr bewusst geworden, dass sie sie nie besessen hatte. Ganz im Gegenteil: Ihr Bedürfnis, sich beweisen zu müssen und erfolgreich zu sein, hatte sie wie ein Sklaventreiber kontrolliert. Und all die Bitterkeit und der Hass auf alles, was ihr Vater verkörperte, hatten sie daran gehindert, nach der Wahrheit zu suchen.

Erst als sie gelernt hatte loszulassen, war ihr bewusst geworden, dass sie gehalten wurde.

Sie stieg die Stufen zu ihrer kleinen Wohnung empor und schloss die Tür auf. Mittlerweile fühlte sie sich hier recht wohl. Schon erstaunlich, wie wenig man wirklich brauchte, um zufrieden zu sein.

In ihrem winzigen Bad zog sie die verschwitzten Klamotten aus und stellte sich unter die Dusche.

Sie hatte versucht, zu ihren Fehlern zu stehen und die Dinge wieder in Ordnung zu bringen. Manchmal hatte sie das Gefühl, dass sie tatsächlich Barrieren abbauen konnte. So hatte sie ein erstaunlich gutes und versöhnliches Gespräch mit Sebastian geführt. Ihre ehemalige Assistentin Lena allerdings tat weiterhin so, als ob sie Luft wäre. Auch Alex schien sie zu ignorieren. Miriam hatte ihm einen langen Brief geschrieben, ihn um Verzeihung gebeten und sich sehr verwundbar gemacht, als sie ihre persönlichen Gedanken und Beweggründe offenbarte. Er hatte ihr nie geantwortet.

Das schmerzte sie immer noch ein wenig. Aber sie konnte es ihm nicht verübeln. Woher sollte er wissen, dass ihre Entschuldigung tatsächlich ernst gemeint war? Schließlich hatte er sie als eine eiskalte Geschäftsfrau erlebt, die meisterhaft mit Worten umzugehen wusste und die keine Skrupel hatte, andere Menschen zu manipulieren.

Miriam stieg aus der Dusche, trocknete sich ab und zog sich gemütliche Kleidung an. Der schwarze Hoodie war modisch fragwürdig, aber er hielt sie angenehm warm.

In der bescheidenen Küche ihrer Ein-Zimmer-Altbauwohnung goss sie sich einen Ingwertee auf und machte es sich dann auf dem Sofa gemütlich.

Der Regen trommelte gegen die Fensterscheibe. Düstere Wolken jagten in wilden Formationen über den Himmel, und die kahlen Straßenbäume wurden von heftigen Windböen geschüttelt.

Für einen 23. Dezember waren die Temperaturen vergleichsweise mild. Dank der uralten Heizungsanlage, die es nicht schaffte, ausreichend Wärme in ihre Wohnung im vierten Stock zu transportieren, fühlte sich Miriam dennoch wie im tiefsten Winter.

Eine einzige Kerze auf dem Couchtisch bemühte sich tapfer darum, so etwas wie adventliche Stimmung zu verbreiten. Miriam hielt ihre Tasse mit beiden Händen umklammert und nahm einen kleinen Schluck Ingwertee. Sie genoss das warme Brennen in ihrer Kehle.

Schließlich klappte sie ihren Laptop auf und startete das E-Mail-Programm.

Von ihren unzähligen Bewerbungen waren mehr als die Hälfte unbeantwortet geblieben. Wenn doch eine Rückmeldung gekommen war, hatte es sich meist um mehr oder weniger höfliche Absagen gehandelt. Nur zwei Unternehmen hatten Interesse gezeigt und sie zum Vorstellungsgespräch eingeladen. Beide Gespräche waren recht nüchtern verlaufen. Ihre Aussichten auf Erfolg waren schwer einzuschätzen. Heute sollte sie die Rückmeldungen erhalten.

Miriam öffnete die erste Mail.

Sehr geehrte Frau Eckert,

leider müssen wir Ihnen mitteilen, dass …

Weiter las sie nicht.

Die zweite Mail stammte von einem Autogiganten, der eine Führungskraft für die Marketingabteilung suchte. Miriam hatte sich von Anfang an wenig Chancen ausgerechnet. Autos waren nicht wirklich ihr Metier.

Sehr geehrte Frau Eckert,

sehr herzlich bedanken wir uns für Ihre Bewerbung und die damit verbundenen Mühen. Eine große Anzahl an Interessierten hat uns die Auswahl nicht leicht gemacht. Nach intensiven Gesprächen sind wir jedoch zu dem Schluss gekommen, dass wir auf Ihre Expertise nicht verzichten können. Wir möchten Ihnen daher folgendes Angebot unterbreiten …

Miriam stutzte. Damit hatte sie nicht gerechnet. Als sie weiterlas, wurden ihre Augen groß. Was ihr von dem Unternehmen angeboten wurde, lag weit über dem Erwartbaren. Entweder wusste der Konzern nicht, wohin mit dem vielen Geld, oder seine Produkte hatten ein gravierendes Imageproblem, das ganz dringend aufpoliert werden musste.

Miriam tippte auf Letzteres. Überrumpelt von der Zusage nippte sie erneut an ihrem Ingwertee. War das eine der berühmten Türen, die Gott manchmal öffnete, wenn man gar nicht damit rechnete?

Sie nagte nachdenklich an der Unterlippe. Zu zögern machte keinen Sinn. Was hatte sie schon zu verlieren?

Miriam ging in die Küche und bereitete sich ein Käsesandwich zu. Als sie zurückkam, hatte sie ihre Zusage im Kopf schon fertig ausformuliert.

Das Anrufsignal ihres Laptops erklang und ließ sie stutzen. *Ein Videoanruf?*

Die Nummer war ihr nicht bekannt. Nach kurzem Zögern nahm sie den Anruf entgegen.

„Äh ... Hi, Miriam."

Ein unrasiertes, abgemagertes Gesicht mit dunklen Augenringen und müdem Lächeln blickte sie an. Ein blutiger Kratzer prangte auf der Wange des Mannes, und er war über und über mit einem undefinierbaren hellen Staub bedeckt. Im Hintergrund waren die Trümmer eines Hauses zu sehen.

„Alex?", entfuhr es Miriam. „Wie siehst du denn aus? Und wo bist du?"

„Ich freue mich auch, dich zu sehen."

Miriam starrte ihn an. „Tatsächlich?" Vergeblich suchte sie nach Anzeichen von Ironie in seinem Blick.

„Ja." Er grinste.

Sie runzelte die Stirn. „Ich hatte dir einen Brief geschrieben. Du hast nie darauf geantwortet. Seit Monaten hast du dich nicht gemeldet ..."

„Das stimmt", gab er zu.

„Ich ... ich hatte angenommen, du willst nichts mehr von mir wissen."

„Das dachte ich auch“, erwiderte Alex. „Anfangs jedenfalls ... Aber dann erschien dieser Artikel in der Zeitung und ich erhielt deinen Brief.“ Er grinste schief. „Ich hatte viel Zeit, darüber nachzudenken. Und irgendwann musste ich feststellen, dass ich mich geirrt habe.“

Miriam wusste für einen Moment nicht, was sie sagen sollte. Das geschah nicht oft. Schließlich fragte sie: „Wo warst du die ganze Zeit?“

„Überwiegend im Gefängnis“, erwiderte er.

„Im Gefängnis?“

„Ja, wenn man dieses Drecksloch in Libyen so bezeichnen will. Ich wurde dort wegen angeblicher Schleusertätigkeit festgehalten. In Wirklichkeit ging es natürlich darum, mich von einer Reportage über die Zustände in den dortigen Flüchtlingslagern abzuhalten. Aber wie du weißt, habe ich neben der deutschen auch die amerikanische Staatsangehörigkeit. In diesem Fall zahlte sich das aus. Auf Druck des amerikanischen Botschafters kam ich schließlich frei.“

„Du bist also in Libyen?“

„Um Himmels willen, nein!“, erwiderte er. „Von dort wurde ich schon am Tag meiner Entlassung abgeschoben. Ich bin in Haiti.“

„Haiti ...“, wiederholte Miriam.

„Du hast doch sicher von den neuerlichen Erdbeben in dieser Region gehört?“

Miriam nickte – und schüttelte dann den Kopf. „Wie hält sie das nur aus?“

Alex runzelte die Stirn. „Wer hält was aus?“, fragte er.

„Deine Freundin! Wie hält sie es aus, dass du ständig unterwegs bist und dich in Gefahr begibst?“

„Welche Freundin?“, fragte Alex irritiert.

„Jetzt tu doch nicht so!“, schnaufte Miriam. „Die Frau, die dich bei der Laube meiner Eltern abgeholt hat.“

„Ach so, du meinst Amelie ... Sie war meine Verlobte. Wir hatten im Frühjahr beschlossen, eine Auszeit zu nehmen ... genau genommen hatte sie entschieden, dass wir das beschließen. Aber", er lächelte schmallippig, „sie war die Einzige, die ich um Hilfe bitten konnte. Es gab sonst niemanden, dem ich vertrauen konnte. Also hat sie mich abgeholt und nach Frankfurt gefahren. Dort hat sie mir dann mitgeteilt, dass sie mich nie wiedersehen will."

Miriam erinnerte sich an den seltsam traurigen Gesichtsausdruck der jungen Frau. Offenbar hatte Amelie sich innerlich schon längst verabschiedet, als sie Alex abholte.

Er grinste schief. „Das mit dem Nie-Wiedersehen hat auch ganz gut geklappt ... Ich war ja überwiegend im Gefängnis."

„Das tut mir sehr leid."

„Muss es nicht. Es ist besser so – für uns beide."

Miriam schwieg einen Moment und versuchte, die ganzen Informationen zu verdauen. „Weshalb rufst du an?"

„Äh, hast du momentan einen Job?"

„Ernsthaft? Du rufst mich von Haiti aus an, um dich nach meinem Job zu erkundigen?"

„Hast du einen oder nicht?"

„Möglicherweise", erwiderte Miriam.

Alex kniff die Augen zusammen. „Verstehe." Er drehte die Kamera so, dass Miriam das zerstörte Gebäude hinter ihm besser erkennen konnte. „Weißt du, was das ist?"

„Ein Trümmerhaufen?"

„Das sind die Überreste des Kinderheims der Organisation *Hope for the Hopeless.* Sie wurde 2010 von einem einheimischen Pastor gegründet und steht jetzt vor dem Nichts."

Miriam schluckte. „Das ist ja schrecklich!"

„Aus eigener Kraft werden sie diese Arbeit nicht wieder aufnehmen können. Denn diejenigen, die das Heim unterstützten, haben nun selbst alles verloren. Und niemand außerhalb dieser

Region kennt die Organisation, obwohl sie eine hervorragende Arbeit macht."

Eine Pause entstand. Im Hintergrund sah Miriam eine kleine staubbedeckte Gestalt in den Trümmern wühlen. Das Kleid, das die Kleine trug, war kaum mehr als ein Fetzen. Schließlich fand sie etwas. Sie zerrte eine Art Lumpen aus dem Geröll und drückte ihn an sich. Das verschmutzte Gesichtchen leuchtete auf, als das Mädchen lächelte und eine Reihe strahlend weißer Zähne offenbarte. Erst nach nochmaligem Hinsehen erkannte Miriam, dass es sich bei dem Stoffbündel um eine Art Puppe handelte. „Was willst du von mir, Alex?"

Er grinste in die Kamera. „Ich will dir einen Job anbieten, was denn sonst? Ich habe Pastor Jean Mathieu erzählt, dass ich eine erstklassige Marketingspezialistin kenne – die einzige Person, die in der Lage ist, die dringend benötigten Spenden für *Hope for the Hopeless* zu beschaffen."

„Sehr witzig!", schnaufte Miriam.

„Das ist kein Scherz!" Alex' Gesicht wurde ernst. „Ich habe lange darüber nachgedacht. Du hast eine außergewöhnliche Gabe, Miriam. Du weißt, wie die Menschen ticken, du durchschaust die Mechanismen der öffentlichen Meinungsbildung und hast ein ausgezeichnetes Gespür für den richtigen Zeitpunkt."

„Du meinst also, ich bin eine bestens ausgebildete Propagandamaschine", bemerkte Miriam.

„Nichts von dem, was ich aufgezählt habe, ist schlecht", fuhr Alex ernst fort. „Es ist eine Gabe. Entscheidend ist, wofür du diese Gabe einsetzt. Willst du sie nutzen, um Wahrheiten zu verbreiten oder Lügen? Willst du die Botschaften der Mächtigen unters Volk bringen oder die Stimme der Schwachen sein?" Er schwieg einen Moment. „Ich mag mich irren, aber als wir uns in Berlin kennenlernten, hatte ich das Gefühl, einen Blick auf die echte Miriam werfen zu dürfen. Eine Miriam jenseits der manipulativen Karrierefrau, die Menschen benutzt wie

Werkzeug. Und als ich deinen Brief las, keimte die Hoffnung in mir auf, dass du selbst gerade dabei bist, diese Miriam zu entdecken. Und genau aus diesem Grund glaube ich wirklich, dass du und dieser Job wie füreinander geschaffen seid."

Miriam starrte ihn ungläubig an. Er meinte es tatsächlich ernst!

„Bitte sag nicht einfach nein! Versprich mir, dass du darüber nachdenkst. Oder besser noch: Komm her und sieh es dir an. Ich weiß natürlich, im Moment sind hier nur Trümmer. Aber es geht auch gar nicht um das Gebäude. Es geht um die Menschen hier und um das, woran sie glauben. Sie sehen die Welt auf eine Art und Weise –" Er brach ab.

Sein Blick wurde sehr nachdenklich, dann fuhr er fort: „Ich kam hierher, um eine Reportage zu schreiben. Es war ein Job wie jeder andere, zumindest dachte ich das. Aber dann ... hatte ich das erste Mal in meinem Leben das Gefühl, zu Hause zu sein."

Ein Kribbeln überlief Miriam. Fast glaubte sie zu spüren, wie Jonnas kleine Hand nach ihrer griff. Was für ein Gegensatz! Eben noch war sie kurz davor gewesen, einen gut bezahlten Job in der Autoindustrie anzunehmen, und nun ... das.

Sie betrachtete Alex' Gesicht. Ja, er war müde, aber das Glänzen in seinen Augen war unübersehbar. „Kann es sein", fragte sie, „dass du selbst gerade einen neuen Job gefunden hast?"

Alex schürzte die Lippen. „Vielleicht", erwiderte er nach einer kurzen Pause. „Also, wirst du herkommen?"

Miriam konnte beinahe spüren, wie die kleine Jonna in ihr aufgeregt zu hüpfen begann. Ein Lächeln huschte über ihre Lippen. „Vielleicht ..."

Nachwort und Dank

Immer wieder werde ich gefragt, ob ich beim Schreiben auch autobiografisches Material verwende. Die Antwort lautet: „Ja, in jedem Buch." Denn die Fantasie zehrt immer auch von den eigenen Erfahrungen und Wahrnehmungen. Und bei diesem Roman ist das vielleicht sogar in besonderer Weise der Fall. Denn der geistliche Missbrauch, den Miriam in ihrer Kindheit und Jugend erleben musste, ist leider nicht nur fiktionales Romangeschehen. Aufgrund vieler Begegnungen und persönlicher Gespräche kann ich sagen, dass solche Geschehnisse das Leben nicht weniger Menschen geprägt und so manches auf unverzeihliche Weise verdrehte Gottesbild erschaffen haben.

Um Missverständnissen vorzubeugen: Miriams Geschichte ist rein fiktional. Es handelt sich an keiner Stelle um eine Eins-zu-eins-Übertragung mir bekannter Ereignisse.

Das Hauptthema meines Romans ist jedoch ein anderes; es gründet sich auf die faszinierende Aussage Jesu: „Wenn ihr euch nicht ändert und so werdet wie die Kinder, kommt ihr nie in das Reich Gottes" (Matthäus 18,3b; Hfa). Und deshalb wünsche ich allen meinen Leserinnen und Lesern die Fähigkeit, die zuweilen sehr leise Stimme ihrer eigenen kleinen Jonna (wieder neu) zu entdecken.

Auch dieser Roman konnte nur deshalb entstehen, weil ich wundervolle Menschen an meiner Seite habe, die fest zu mir stehen und auf deren Unterstützung ich mich hundertprozentig verlassen kann.

Ich bin unendlich dankbar, dass du an meiner Seite bist, Anne. Ich finde, meine bislang genialste Idee war es, dich zu heiraten. Ich würde es immer wieder machen.

Ich danke euch, Matthes und Malte, dass ihr unser Leben bereichert. Es gibt niemanden, mit dem ich das Abenteuer Familie lieber bestehen würde.

Auch dieser Roman wurde durch dein wertschätzendes, kritisches Feedback geprägt, Tina. Ich danke dir dafür.

Korrekturlesen ist ein außergewöhnliches Hobby. Liebe Ma, ich bin dir sehr dankbar, dass du das nun schon elf Romane lang durchhältst.

Lieber Reiner, danke für deine unermüdliche Unterstützung. Ich bin sicher, es gibt niemanden, der so bereichernde Urlaube in Franken verbringt wie wir.

Lieber Johannes, Danke dass du Jonna die literarische Geburt ermöglicht hast.

Es war mir wieder ein Vergnügen, mit dir zusammenzuarbeiten, Caro. Und ich stelle fest, dass Helenes Dialekt – zumindest temporär – infektiös zu sein scheint.

Zum Schluss, aber nicht zuletzt, danke ich all den Leserinnen und Lesern, die dieses Buch zur Hand nehmen und sich gemeinsam mit Miriam und Jonna auf eine innere Reise begeben. Das ist ein großartiges Geschenk!

FSC www.fsc.org
MIX
Papier aus verantwortungsvollen Quellen
FSC® C014496

1. Auflage 2022
Bestell-Nr. 817923
ISBN 978-3-95734-923-1

Umschlaggestaltung: Hanni Plato unter Verwendung von Shutterstock
Lektorat: Carolin Kilian
Satz: Apel Verlagsservice, Celle
Druck und Verarbeitung: GGP Media GmbH, Pößneck
Printed in Germany

www.gerth.de